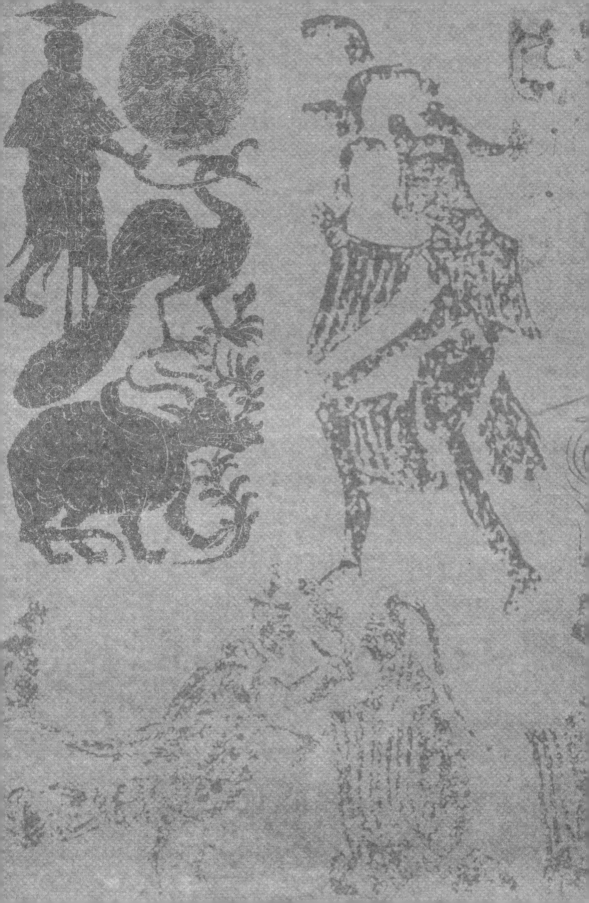

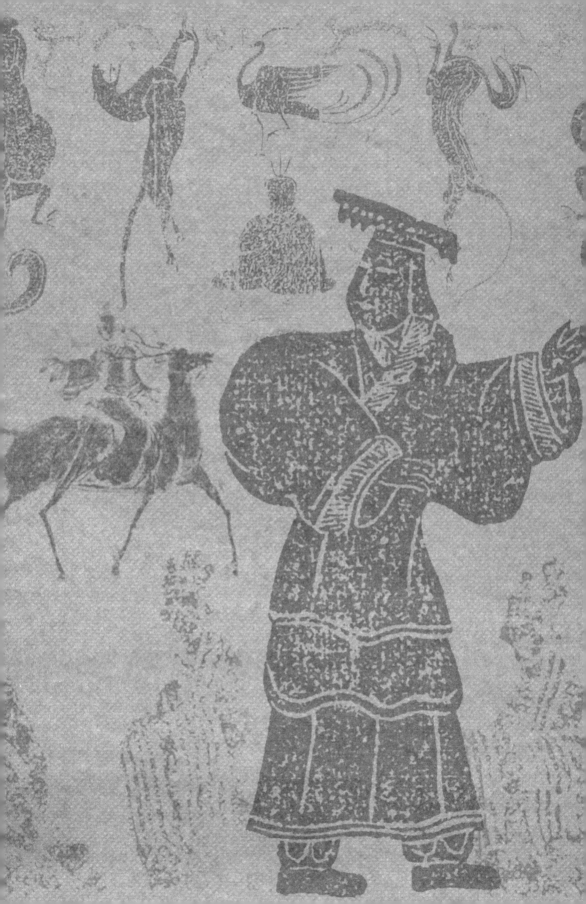

中国古医籍整理丛书

医 方 丛 话

清·徐士銮 辑

马传江 翟文敏 杨海燕 校注

中国中医药出版社

·北 京·

图书在版编目（CIP）数据

医方丛话/（清）徐士銮辑；马传江，翟文敏，杨海燕校注.
—北京：中国中医药出版社，2015.1
（中国古医籍整理丛书）
ISBN 978 - 7 - 5132 - 2176 - 4

Ⅰ.①医…　Ⅱ.①徐…　②马…　③翟…　④杨…
Ⅲ.①医话-汇编-中国-清代　Ⅳ.①R249.49

中国版本图书馆 CIP 数据核字（2014）第 280554 号

中 国 中 医 药 出 版 社 出 版
北京市朝阳区北三环东路 28 号易亨大厦 16 层
邮政编码　100013
传真　010 64405750
保定市中画美凯印刷有限公司印刷
各地新华书店经销
＊
开本 710×1000　1/16　印张 16.5　字数 97 千字
2015 年 1 月第 1 版　2015 年 1 月第 1 次印刷
书　号　ISBN 978 - 7 - 5132 - 2176 - 4
＊
定价　49.00 元
网址　www.cptcm.com

国家中医药管理局
中医药古籍保护与利用能力建设项目
组织工作委员会

主　任　委　员　王国强

副　主　任　委　员　王志勇　李大宁

执　行　主　任　委　员　曹洪欣　苏钢强　王国辰　欧阳兵

执　行　副　主　任　委　员　李　昱　武　东　李秀明　张成博

委　　　　　员

各省市项目组分管领导和主要专家

（山东省）武继彪　欧阳兵　张成博　贾青顺

（江苏省）吴勉华　周仲瑛　段金廒　胡　烈

（上海市）张怀琼　季　光　严世芸　段逸山

（福建省）阮诗玮　陈立典　李灿东　纪立金

（浙江省）徐伟伟　范永升　柴可群　盛增秀

（陕西省）黄立勋　呼　燕　魏少阳　苏荣彪

（河南省）夏祖昌　刘文第　韩新峰　许敬生

（辽宁省）杨关林　康廷国　石　岩　李德新

（四川省）杨殿兴　梁繁荣　余曙光　张　毅

各项目组负责人

王振国（山东省）　　王旭东（江苏省）　　张如青（上海市）

李灿东（福建省）　　陈勇毅（浙江省）　　焦振廉（陕西省）

蔡永敏（河南省）　　鞠宝兆（辽宁省）　　和中浚（四川省）

项目专家组

顾　问　马继兴　张灿玾　李经纬

组　长　余瀛鳌

成　员　李致忠　钱超尘　段逸山　严世芸　鲁兆麟
　　　　郑金生　林端宜　欧阳兵　高文柱　柳长华
　　　　王振国　王旭东　崔　蒙　严季澜　黄龙祥
　　　　陈勇毅　张志清

项目办公室（组织工作委员会办公室）

主　任　王振国　王思成

副主任　王振宇　刘群峰　陈榕虎　杨振宁　朱毓梅
　　　　刘更生　华中健

成　员　陈丽娜　邱　岳　王　庆　王　鹏　王春燕
　　　　郭瑞华　宋咏梅　周　扬　范　磊　张永泰
　　　　罗海鹰　王　爽　王　捷　贺晓路　熊智波

秘　书　张丰聪

前 言

　　中医药古籍是传承中华优秀文化的重要载体，也是中医学传承数千年的知识宝库，凝聚着中华民族特有的精神价值、思维方法、生命理论和医疗经验，不仅对于传承中医学术具有重要的历史价值，更是现代中医药科技创新和学术进步的源头和根基。保护和利用好中医药古籍，是弘扬中国优秀传统文化、传承中医学术的必由之路，事关中医药事业发展全局。

　　1949 年以来，在政府的大力支持和推动下，开展了系统的中医药古籍整理研究。1958 年，国务院科学规划委员会古籍整理出版规划小组在北京成立，负责指导全国的古籍整理出版工作。1982 年，国务院古籍整理出版规划小组召开全国古籍整理出版规划会议，制定了《古籍整理出版规划（1982—1990）》，卫生部先后下达了两批 200 余种中医古籍整理任务，掀起了中医古籍整理研究的新高潮，对中医文化与学术的弘扬、传承和发展，发挥了极其重要的作用，产生了不可估量的深远影响。

　　2007 年《国务院办公厅关于进一步加强古籍保护工作的意见》明确提出进一步加强古籍整理、出版和研究利用，以及

"保护为主、抢救第一、合理利用、加强管理"的方针。2009年《国务院关于扶持和促进中医药事业发展的若干意见》指出，要"开展中医药古籍普查登记，建立综合信息数据库和珍贵古籍名录，加强整理、出版、研究和利用"。《中医药创新发展规划纲要（2006—2020）》强调继承与创新并重，推动中医药传承与创新发展。

2003～2010年，国家财政多次立项支持中国中医科学院开展针对性中医药古籍抢救保护工作，在中国中医科学院图书馆设立全国唯一的行业古籍保护中心，影印抢救濒危珍本、孤本中医古籍1640余种；整理发布《中国中医古籍总目》；遴选351种孤本收入《中医古籍孤本大全》影印出版；开展了海外中医古籍目录调研和孤本回归工作，收集了11个国家和2个地区137个图书馆的240余种书目，基本摸清流失海外的中医古籍现状，确定国内失传的中医药古籍共有220种，复制出版海外所藏中医药古籍133种。2010年，国家财政部、国家中医药管理局设立"中医药古籍保护与利用能力建设项目"，资助整理400余种中医药古籍，并着眼于加强中医药古籍保护和研究机构建设，培养中医古籍整理研究的后备人才，全面提高中医药古籍保护与利用能力。

在此，国家中医药管理局成立了中医药古籍保护和利用专家组和项目办公室，专家组负责项目指导、咨询、质量把关，项目办公室负责实施过程的统筹协调。专家组成员对古籍整理研究具有丰富的经验，有的专家从事古籍整理研究长达70余年，深知中医药古籍整理研究的重要性、艰巨性与复杂性，履行职责认真务实。专家组从书目确定、版本选择、点校、注释等各方面，为项目实施提供了强有力的专业指导。老一辈专家的学术水平和智慧，是项目成功的重要保证。项目承担单位山东中医药大学、南京中医药大学、上海中医药大学、福建中医药大学、浙江省中医药研究院、陕西省中医药研究院、河南省中医药研究院、辽宁中医药大学、成都中医药大学及所在省市中医药管理部门精心组织，充分发挥区域间互补协作的优势，并得到承担项目出版工作的中国中医药出版社大力配合，全面推进中医药古籍保护与利用网络体系的构建和人才队伍建设，使一批有志于中医学术传承与古籍整理工作的人才凝聚在一起，研究队伍日益壮大，研究水平不断提高。

本着"抢救、保护、发掘、利用"的理念，该项目重点选择近60年未曾出版的重要古医籍，综合考虑所选古籍的保护价值、学术价值和实用价值。400余种中医药古籍涵盖了医经、基础理论、诊法、伤寒金匮、温病、本草、方书、内科、外科、女科、儿科、伤科、眼科、咽喉口齿、针灸推拿、养生、医案医话医论、医史、临证综合等门类，跨越唐、宋、金元、明以迄清末。全部古籍均按照项目办公室组织完成的行业标准《中医古籍整理规范》及《中医药古籍整理细则》进行整理校注，绝大多数中医药古籍是第一次校注出版，一批孤本、稿本、抄本更是首次整理面世。对一些重要学术问题的研究成果，则集中收录于各书的"校注说明"或"校注后记"中。

"既出书又出人"是本项目追求的目标。近年来，中医药古籍整理工作形势严峻，老一辈逐渐退出，新一代普遍存在整理研究古籍的经验不足、专业思想不坚定等问题，使中医古籍整理面临人才流失严重、青黄不接的局面。通过本项目实施，搭建平台，完善机制，培养队伍，提升能力，经过近5年的建设，锻炼了一批优秀人才，老中青三代齐聚一堂，有效地稳定了研究队伍，为中医药古籍整理工作的开展和中医文化与学术的传承提供必备的知识和人才储备。

本项目的实施与《中国古医籍整理丛书》的出版，对于加强中医药古籍文献研究队伍建设、建立古籍研究平台，提高古籍整理水平均具有积极的推动作用，对弘扬我国优秀传统文化，推进中医药继承创新，进一步发挥中医药服务民众的养生保健与防病治病作用将产生深远影响。

第九届、第十届全国人大常委会副委员长许嘉璐先生，国家卫生计生委副主任、国家中医药管理局局长、中华中医药学会会长王国强先生，我国著名医史文献专家、中国中医科学院马继兴先生在百忙之中为丛书作序，我们深表敬意和感谢。

由于参与校注整理工作的人员较多，水平不一，诸多方面尚未臻完善，希望专家、读者不吝赐教。

国家中医药管理局中医药古籍保护与利用能力建设项目办公室

二〇一四年十二月

许 序

"中医"之名立，迄今不逾百年，所以冠以"中"字者，以别于"洋"与"西"也。慎思之，明辨之，斯名之出，无奈耳，或亦时人不甘泯没而特标其犹在之举也。

前此，祖传医术（今世方称为"学"）绵延数千载，救民无数；华夏屡遭时疫，皆仰之以度困厄。中华民族之未如印第安遭染殖民者所携疾病而族灭者，中医之功也。

医兴则国兴，国强则医强。百年运衰，岂但国土肢解，五千年文明亦不得全，非遭泯灭，即蒙冤扭曲。西方医学以其捷便速效，始则为传教之利器，继则以"科学"之冕畅行于中华。中医虽为内外所夹击，斥之为蒙昧，为伪医，然四亿同胞衣食不保，得获西医之益者甚寡，中医犹为人民之所赖。虽然，中国医学日益陵替，乃不可免，势使之然也。呜呼！覆巢之下安有完卵？

嗣后，国家新生，中医旋即得以重振，与西医并举，探寻结合之路。今也，中华诸多文化，自民俗、礼仪、工艺、戏曲、历史、文学，以至伦理、信仰，皆渐复起，中国医学之兴乃属必然。

迄今中医犹为国家医疗系统之辅，城市尤甚。何哉？盖一则西医赖声、光、电技术而于20世纪发展极速，中医则难见其进。二则国人惊羡西医之"立竿见影"，遂以为其事事胜于中医。然西医已自觉将入绝境：其若干医法正负效应相若，甚或负远逾于正；研究医理者，渐知人乃一整体，心、身非如中世纪所认定为二对立物，且人体亦非宇宙之中心，仅为其一小单位，与宇宙万象万物息息相关。认识至此，其已向中国医学之理念"靠拢"矣，虽彼未必知中国医学何如也。唯其不知中国医理何如，纯由其实践而有所悟，益以证中国之认识人体不为伪，亦不为玄虚。然国人知此趋向者，几人？

国医欲再现宋明清高峰，成国中主流医学，则一须继承，一须创新。继承则必深研原典，激清汰浊，复吸纳西医及我藏、蒙、维、回、苗、彝诸民族医术之精华；创新之道，在于今之科技，既用其器，亦参照其道，反思己之医理，审问之，笃行之，深化之，普及之，于普及中认知人体及环境古今之异，以建成当代国医理论。欲达于斯境，或需百年欤？予恐西医既已醒悟，若加力吸收中医精粹，促中医西医深度结合，形成21世纪之新医学，届时"制高点"将在何方？国人于此转折之机，能不忧虑而奋力乎？

予所谓深研之原典，非指一二习见之书、千古权威之作；就医界整体言之，所传所承自应为医籍之全部。盖后世名医所著，乃其秉诸前人所述，总结终生行医用药经验所得，自当已成今世、后世之要籍。

盛世修典，信然。盖典籍得修，方可言传言承。虽前此50余载已启医籍整理、出版之役，惜旋即中辍。阅20载再兴整理、出版之潮，世所罕见之要籍千余部陆续问世，洋洋大观。

今复有"中医药古籍保护与利用能力建设"之工程，集九省市专家，历经五载，董理出版自唐迄清医籍，都400余种，凡中医之基础医理、伤寒、温病及各科诊治、医案医话、推拿本草，俱涵盖之。

噫！璐既知此，能不胜其悦乎？汇集刻印医籍，自古有之，然孰与今世之盛且精也！自今而后，中国医家及患者，得览斯典，当于前人益敬而畏之矣。中华民族之屡经灾难而益蕃，乃至未来之永续，端赖之也，自今以往岂可不后出转精乎？典籍既蜂出矣，余则有望于来者。

谨序。

第九届、十届全国人大常委会副委员长

许嘉璐

二〇一四年冬

王 序

中医学是中华民族在长期生产生活实践中，在与疾病作斗争中逐步形成并不断丰富发展的医学科学，是中国古代科学的瑰宝，为中华民族的繁衍昌盛作出了巨大贡献，对世界文明进步产生了积极影响。时至今日，中医学作为我国医学的特色和重要医药卫生资源，与西医学相互补充、相互促进、协调发展，共同担负着维护和促进人民健康的任务，已成为我国医药卫生事业的重要特征和显著优势。

中医药古籍在存世的中华古籍中占有相当重要的比重，不仅是中医学术传承数千年最为重要的知识载体，也是中医为中华民族繁衍昌盛发挥重要作用的历史见证。中医药典籍不仅承载着中医的学术经验，而且蕴含着中华民族优秀的思想文化，凝聚着中华民族的聪明智慧，是祖先留给我们的宝贵物质财富和精神财富。加强对中医药古籍的保护与利用，既是中医学发展的需要，也是传承中华文化的迫切要求，更是历史赋予我们的责任。

2010 年，国家中医药管理局启动了中医药古籍保护与利用能力建设项目。这既是传承中医药的重要工程，也是弘扬优秀民族文化的重要举措，不仅能够全面推进中医药的有效继承和创新发展，为维护人民健康做出贡献，也能够彰显中华民族的璀璨文化，为实现中华民族伟大复兴的中国梦作出贡献。

相信这项工作一定能造福当今，嘉惠后世，福泽绵长。

国家卫生与计划生育委员会副主任

国家中医药管理局局长

中华中医药学会会长

王国强

二〇一四年十二月

马 序

　　新中国成立以来，党和国家高度重视中医药事业发展，重视古籍的保护、整理和研究工作。自 1958 年始，国务院先后成立了三届古籍整理出版规划小组，分别由齐燕铭、李一氓、匡亚明担任组长，主持制订了《整理和出版古籍十年规划 (1962—1972)》《古籍整理出版规划（1982—1990)》《中国古籍整理出版十年规划和"八五"计划（1991—2000)》等，而第三次规划中医药古籍整理即纳入其中。1982 年 9 月，卫生部下发《1982—1990 年中医古籍整理出版规划》，1983 年 1 月，保证了中医古籍整理出版办公室正式成立，中医古籍整理出版规划的实施。2002 年 2 月，《国家古籍整理出版"十五"（2001—2005）重点规划》经新闻出版署和全国古籍整理出版规划领导小组批准，颁布实施。其后，又陆续制定了国家古籍整理出版"十一五"和"十二五"重点规划。国家财政多次立项支持中国中医科学院开展针对性中医药古籍抢救保护工作，文化部在中国中医科学院图书馆专门设立全国唯一的行业古籍保护中心，国家先后投入中医药古籍保护专项经费超过 3000 万元，影印抢救濒危珍、善、孤本中医古籍 1640 余种，开展了海外中医古籍目录调研和孤本回归工作。2010 年，国家财政部、国家中医药管理局安排国家公共卫生专项资金，设立了"中医药古籍保护与利用能力建设项目"，这是继 1982～1986 年第一批、第二批重要中医药古籍整理之后的又一次大规模古籍整理工程，重点整理新中国成立后未曾出版的重要古籍，目标是形成并普及规范的通行本、传世本。

为保证项目的顺利实施，项目组特别成立了专家组，承担咨询和技术指导，以及古籍出版之前的审定工作。专家组中的许多成员虽逾古稀之年，但老骥伏枥，孜孜不倦，不仅对项目进行宏观指导和质量把关，更重要的是通过古籍整理，以老带新，言传身教，培养一批中医药古籍整理研究的后备人才，促进了中医药古籍保护和研究机构建设，全面提升了我国中医药古籍保护与利用能力。

作为项目组顾问之一，我深感中医药古籍保护、抢救与整理工作的重要性和紧迫性，也深知传承中医药古籍整理经验任重而道远。令人欣慰的是，在项目实施过程中，我看到了老中青三代的紧密衔接，看到了大家的坚持和努力，看到了年轻一代的成长。相信中医药古籍整理工作的将来会越来越好，中医药学的发展会越来越好。

欣喜之余，以是为序。

中国中医科学院研究员

马继兴

二〇一四年十二月

校注说明

徐士銮（1833—1915），字苑卿，一字沅青，清末民国天津人。

徐士銮为天津望族寿岂堂徐氏宗支第七世，其祖徐炘为乾隆癸卯（1783）副榜贡士，好学不辍，世称徐朗斋先生。自乾隆初年至清末废科举止，寿岂堂徐氏家族科第绵延不绝，十世徐世昌为清光绪十二年（1886）进士，官至军机大臣，入民国一度任大总统。其族三世之前多以武功著称，四世以后文士鹊起，著述繁富。

本书从三百余种笔记、医书以及亲历见闻辑录"应验之方，与夫论病、论药、论医之言"，以医方验方为主，兼及药物、医理、医案医话乃至符箓，病种涉及内外妇儿，亦有养生饵食等，内容极为丰富。

《医方丛话》属于私人家刻本，其人不以医为业，好医传方，一则意在"济人利物"，二则"喜读书"而已，非为贩书牟利或邀医名，印量较少，流布不甚广，版本系统较为简单，比较清楚。

今据中国中医科学院图书馆藏光绪十五年蝶园刻本为底本，以山东中医药大学图书馆藏 1930 年徐世章补刻本（简称"补刻本"）为校本，重新整理出版。校勘原则与方法如下：

1. 凡底本无误，校本有误者，一律不出校记。

2. 凡改动底本文字，属统一改动者在校注说明中说明，此外均予出校；本书多辑录自历代笔记，文意不通者旁校摘引原著，摘引原著亦不通者存疑。

3. 底本中字形属一般笔画之误或者刻工刻字习惯所致点画不规范，如闲、间均作"閒"，己、已不分者，未、末难辨者，均据上下文义予以径改，不出校记。

4. 底本中的俗写字统一以今规范字律齐，予以径改，不出校记。如萆麻改为蓖麻、金罌子改为金樱子、蜜陀僧改为密陀僧、脂麻改为芝麻、马前子改为马钱子等。

5. 底本中的异体字、古体字径改为现在通行字，不出校记。如肧改为胚、窪改为洼、肎改为肯、駮改为驳、擘改为研、誌改为志等。

6. 避讳字如"玄"、"弦"字缺末笔等，均径作原字，不出校记。

7. 底本中的通假字，在首次出现时出校记说明通假关系，并征引训诂书证或文献书证进行注释。

8. 底本与校本虽然一致，但按文义疑有讹、脱、衍、倒之属又缺乏依据未能遽定者，保留原文不作改动，出校存疑。

9. 原著各卷分列目录，本次整理对目录进行了统一编排。底本目录与正文不符，目录中有但正文无内容者目录予以保留待考，其他不符处或据正文订正目录，或据目录修改正文。底本文前二序，现以汪序、温序为题别之。

10. 原书为竖排繁体，今改为横排简体，并加标点，文中凡表示方位的"右"均改为"上"。

11. 因自谦改变字号处，本次整理时统一以正文字号律齐。药物标注的剂量、炮制方法，其字体字号此次整理均遵从原貌。

12. 据补刻本在书前补录《天津徐沅青先生小传》，书末增加了徐世章所作跋。

天津徐沅青先生小传①

　　君姓徐讳士銮，字苑卿，一字沅青，天津人。祖讳炌，乾隆癸卯副榜贡士②，老而劬③学，即世所称徐朗斋先生也。君克绳祖武④，学古有获，少从同邑杨香吟先生治举子业，咸丰八年举于乡，十一年官内阁中书⑤，旋擢典籍⑥，累迁侍读⑦、记名御史⑧，士大夫多慕其治事励行，乐与之游。同治十一年出守台州⑨，居九年，政绩平易，台民颂弗衰。光绪七年引疾归里，年才四十九，一志勤著述，每辍稿必就正杨先生，犹昔年执经侍坐时也。喜探讨掌故，《内阁题名》《皇朝谥法考》皆有续纂。摘赵宋一代故实，为《宋艳》十二卷，俾后之学者不以情欲之私害礼义之正。又著《医方丛话》八卷，阐古人立方精

---

　　① 天津徐沅青先生小传：此文底本原无，据补刻本补。

　　② 副榜贡士：又称副榜贡生，简称副贡，指清代在乡试录取名额外备取者。

　　③ 劬（qú渠）：累，勤苦。

　　④ 克绳祖武：能够继承祖先功业。出《诗经·大雅·武》："昭兹来许，绳其祖武。"克，能够。绳，按照、看齐。

　　⑤ 内阁中书：清代职官名，又称中书舍人，从七品，办理奏章翻译和各项手续，草拟诏令等。

　　⑥ 典籍：内阁典籍的省称，正七品，负责收藏图书，出纳文件。

　　⑦ 侍读：内阁侍读的省称，正六品，职掌校对奏章，检查手续是否完备。

　　⑧ 记名御史：清代官制，都察院监察御史有缺，或由记名御史补任，从五品。

　　⑨ 台（tāi胎）州：在今浙江台州市。

意以济病者。博集周景王①以来迄唐咸通②货币，为《古泉丛考》四卷。录乡党遗闻佚事，为《敬乡笔述》八卷，敬恭桑梓，结撰尤精。《文钞》一卷、《诗钞》五卷，均以"蝶访居"名，以太常仙蝶曾两至其居，乃别辑《仙蝶图咏》二卷，盖于太常仙蝶有夙缘云。宣统二年，国步改时③，君年七十有九，岩阿养晦，忧心殷殷，文酒酬酢，颓然寡欢，年八十有三卒。

蔡可权曰：夫立丰功于当时，流惠泽于无穷，使民没世不能忘者，无论矣。其或有宏愿伟抱，未获大用于时，欿④然以立功为未足，而犹思立德立言以补之。呜呼！斯人也，亦殁而可祭于社者也。《诗》云："庶几夙夜，以永终誉⑤。"徐君有焉！

---

① 周景王：姓姬，名贵，东周第十二位君王，谥号景。

② 咸通：唐懿宗李漼的年号，公元860年至874年，共计15年。

③ 国步改时：国运变动更改。《诗经·大雅·桑柔》："于乎有哀，国步斯频。"高亨注："国步，犹国运。"改时：指立宪派国会请愿团第三次请愿，清统治者于宣统二年（1910）十月初三日发出谕诏，宣布召开国会期提前，将九年预备立宪之期缩为五年。

④ 欿（kǎn 砍）：不自满。

⑤ 庶几夙夜以永终誉：日夜勤勉，以恒久保持着美好的声誉。引自《诗经·周颂·振鹭》。

汪 序

　　灵胎先生刻《徐氏六种》①自叙云：医，小道也，贱工也，亦重任也。语虽似激，实为确论。昔陆忠宣公②居忠州，尝集《经验方》；范文正公③为秀才时曰：不为良相，必为良医。盖陆公已达，欲集方以酬未竟之志；范公未遇，故设言以示博施之量。二公勋业烂然，而皆汲汲于是。然则医之益人，岂浅鲜者哉！天津徐沅青观察④博览群书，心存利济，尝守吾浙台州府，大著循声⑤。迨归里门，谢绝干谒，日手一篇以自娱。典籍中有验方，辄手录之，间附己意以发其义蕴，积久成帙，将付手民⑥以广之，庶使有疾而无力就医，或医而不得其治者，胥赖是以无虞矣。辱承沅青以知医许余，示其书且属为叙，乃抒其所知以书。夫人非至人，其阴阳气血必有偏胜、不足之虞，于是风寒湿热之邪得侵之于外，喜怒哀乐之情蚀之

---

　　① 徐氏六种：徐大椿于乾隆二十九年自刊《徐氏医书六种》，计为《难经经释》《神农本草经百种录》《医学源流论》《伤寒类方》《兰台轨范》和《医贯砭》。

　　② 陆忠宣公：陆贽（754—805），唐代政治家、文学家，谥号宣。被贬充忠州（今重庆市忠县）别驾（职官名，州长官的佐官，唐初改郡丞为别驾，后又该别驾为长史），后辑著方书，《新唐书·陆贽传》作《今古集验方》，《艺文志》作《陆氏集验方》，《郡斋读书志》著录《陆宣公经验方》。

　　③ 范文正公：范仲淹（989—1052），字希文，北宋著名政治家、思想家、军事家和文学家，谥号文正，世称范文正公。

　　④ 观察：清代对道员的尊称，因清代道员相当于宋代的观察使，所以借用以称一般道员。

　　⑤ 大著循声：良好的官声大为显扬。"循吏"之名最早见于《史记·循吏列传》，此后为奉公守法好官吏的代称。

　　⑥ 手民：古时仅指木工，后指雕板排字工人。

于内，而疾病生焉。乃世之医者，类皆有好胜自是之见，务名争利之心，苟同阿私之习，三者有一即足以淆其聪明，而不能究致病之由，又何计奏效哉！余自粗解脉理以迄于今，深以三者是惧，遇有疾者无贵贱，莫或歧视，庶或免夫好胜、争名、阿私之陋也欤！吾知此书出，不仅于《经验良方》等书外别树一帜，且将与君家《灵胎六种》共垂不朽矣！惟其学有本原，斯方之奇验更可操左券①也。谨志数语归之。

时②光绪十有五年岁次己丑二月钱塘汪守正③识

---

① 左券：古代称契约为券，用竹做成，分左右两片，立约者各拿一片，左券常用作索偿凭证，后引申称有把握作操左券。

② 时：原文"时"连上文，因尊光绪年号时同下文平抬换行。

③ 汪守正：字子常，清末钱塘人，原官宦于河南，后改往山西，光绪六年同薛福辰入京为慈禧太后诊病，医名著于海内，为官史称"有政声"。

温 序

　　天津徐沅青都转①，由中书舍人迁侍读，出守浙之台州，晋衔都转。守台九年，文教振兴，奸宄②慑服，广刊诸书，颁行县邑，如《水道提纲》《学治一得》《明刑管见》，凡数十百卷，皆精心校正，出赀③刊印，载籍中之有益世道者，靡不兼收并畜④，公诸同好。其济人利物之心，勤勤不倦，可谓至矣。忠翰⑤与都转忝属戚末，咸丰戊午又同登顺天贤书⑥，又出而同官浙水。忠翰备兵温处，温与台邻，流风善政，耳熟闻之久矣。越辛巳，都转告归里第。丙戌，忠翰迁鄂臬时，为二竖⑦所侵，乞假养疴津门，与都转时相晤。余所居庐舍，床榻几案，皆都转预为谋，精洁明净，宾至如归。夏秋之交，天气晚凉，数数

---

　　①　都转：清代都转盐运使的省称。都转盐运使司为地方机构之一，负责各地盐务，该使司设置运盐使、同知等官职，掌控盐法政令。

　　②　宄（guǐ 轨）：泛指奸邪坏人。《说文解字》："宄，奸也。外为盗，内为宄。"

　　③　赀（zī）：假借为"资"，财货。《仓颉篇》："赀，财也。"

　　④　畜（xù）：积聚，收藏，后作"蓄"。《易·序卦》："比必有所畜。"

　　⑤　忠翰：温忠翰（1835—?），字味秋，山西太谷敦坊村人。清同治元年（1862）壬戌科一甲进士第三名，累官至湖北按察使。擅文章，善抚琴。

　　⑥　登顺天贤书：顺天府乡试中举。顺天，明清两代称北京地区为顺天府。贤书，本指举荐贤能的文书，后世因称乡试中举为"登贤书"。

　　⑦　二竖：疾病、病魔的代称，竖本指稚童。语出《左传·成公十年》："公梦疾为二竖子，曰：彼良医也，惧伤我，焉逃之？其一曰：居肓之上，膏之下，若我何？"

散步来问余疾，情谊敦笃肫挚①，欢逾生平。今余亦将乞骸②还晋阳，都转出所著《医方丛话》示余，并命为序。展而读之，赡博该备，皆取择先辈记载之书，方多经验，是犹济人利物之心，扩而充之也。余与都转出处之迹略同，而德性坚定、仁民爱物，随在见诸施为，愧不能及。此后海宇清晏，岁月宽闲，都转所著书连篇累牍，更不知凡几。使忠翰倘得筋力强健，再至津门，挑灯话旧，披卷展读，其快乐更当何如耶！抑余更有言者：都转是书集乎众说之善，成于一念之仁；古称"仁者寿"，是又耄耋期颐③之左券也。读是书者，其共推此济人利物之心乎！

光绪十二年岁次丙戌仲秋之月表甥温忠翰谨序

---

① 肫（zhūn谆）挚：真诚诚恳。肫，诚恳貌。
② 乞骸：又作"乞骸骨"，古代官吏因年老请求退职的一种说法，使骸骨得以归葬故乡。
③ 耄耋（màodié冒迭）期颐：代指年老。耄耋，八九十岁，指年纪很大的人。期颐，指百岁以上的老人，也称"人瑞"。《礼记·曲礼上》曰："八十九十曰耄……百年曰期颐。"

自 序

宋费补之衮①《梁溪漫志》云：陆宣公在忠州，裒②方书以度日，非特假此以避祸，盖君子之用心无所不用其至也。前辈名士往往知医，非惟卫生，亦可及物。又云：有蓄药方之验者可传诸人，得饮食之法者不可传诸人。非谓自珍口腹之奉也，盖传人以药则能卫生，教人饮食则必害生。观于补之所论，可谓君子以仁存心者乎。余不知医，惟喜读书，于经史而外，古今人小说杂录、闲志偶钞，尤喜浏览，其中每载有应验之方，与夫论病、论药、论医之言。余性迂信古，以其所载既确，所论多详明中理，谓古人定不余欺。何也？揆其所载所论之意，正欲取信于后世，得以遂其济人利物之心，故不厌熟闻而详记也。且同一方而见于此集，复见于彼集，同时各记者有之，后人述录者亦有之，益足征方之效验，亦以见信古者之不自余始也。惟诸家集中药方，或一二见，或十数见，要皆随笔散记，固非集而传之。而余之看书也，过眼辄忘，特以医方可以济用，随见即濡毫记之。岁月既久，所钞滋多，爰编为八卷，颜③之曰《医方丛话》，亦随笔之例也，与《验方新编》《应验良方》各标旨趣，故不复区分门类。书中故事较多，间有鄙人考按引证，作医方观可，作闲书观亦可。并于各卷首标列目录，设有应用，检查自易，较便于向某某集中索寻者。但苦藏书无多，

---

① 费补之衮：费衮，字补之，南宋无锡人。所著《梁溪漫志》为史料笔记体裁，记述了宋代政事典章，考证史传，评论诗文，间及传闻琐事。

② 裒（póu）：聚集。《尔雅·释诂》："聚也。"

③ 颜：题名，命名。《生花梦·序》："请颜之曰《生花梦》。"

所见未广，时虽戢影蓬庐①，无复功名意，而购书不懈，非仅为选善方，实藉以医枵②腹，开卷有益，洵③为药石良言。一俟续录成帙，拟再辑为二编，兹就所集八卷，附以选录家藏验方，先付剞劂④，衷费补之蓄药方之验者可传诸人语也。若夫陆宣公之谪忠州，杜门谢客，惟集药方，则有大作用大学问在。余何人？斯正未敢拟其毫末云。

光绪十二年孟秋之月津门徐士銮沅青氏识

---

① 戢（jí及）影蓬庐：比喻退休隐居。戢影，藏匿行踪。蓬庐，茅草屋。

② 枵（xiāo消）：空虚。

③ 洵（xún寻）：实在。

④ 剞劂（jījué击决）：雕版，刻书。

目 录

卷四

卷六

附钞

卷　　一

戒服丹药论

金石伏火①丹药，有嗜欲者率多服之，冀其补助。盖方书述其功效必曰"益寿延年""轻身不老"，执泥此说，服之无疑，不知其为害也。彼方书所述诚非妄语，惟修养之士嗜欲既寡，肾水盈溢，水能克火，恐阴阳偏胜，乃服丹以助心火。心为君，肾为臣，君臣相得，故能延年。况心不外役，火虽盛而不炎，以火留水，以水制火，水火交炼，其形乃坚，虽非向上修行，亦养形之道也。彼嗜欲者，水竭于下，火炎于上，复助以丹，火烈水枯，阴阳偏胜，精耗而不得聚，血竭而不得行，况复喜怒交攻，抱薪救火，发为消渴，凝为痈疽，或热或狂，百证俱见，此丹药之害也。人既不能绝欲性，当助以温平之剂，使荣卫交养。有寒证，则间以丹药投之，病去则已。或者不知此理，每恃丹药，以为补助，实戕贼②其根本耳，岂善摄生之道哉。《祛疑说纂》

案：此论简明透彻，洞中流俗症结，洵为济世药言，特冠之篇首。

---

①　伏火：谓外丹炼制之后，再设法降除丹石中煅烧而附加的火毒之气。
②　戕（qiāng 腔）贼：杀伐损害。戕，杀害。

医用热凉药各偏_{戒服硫黄}

蜀人石藏用①以医术游都城，其名甚著，杭人陈承②亦以医显，然石好用热药，陈好用凉药。古之良医必量人虚实，察病之阴阳，而后投之汤剂，或补或泻，各随其症。二子乃执偏见，一概于冷暖，而皆有称于一时，何也？俗语云：藏用担头三斗火，陈承箧里一盘冰。服金石药者，潜借药力以济其欲，然多讳而不肯言，一日疾作，虽欲讳不可得也。吴兴③吴景渊刑部服硫黄，人罕有知者，其后二十年，子橐为华亭④市易官，发背而卒，乃知流毒传气尚及其子，可不戒哉。《泊宅编》

戒久服菟丝子_{并消背疽方}

予族子相，少服菟丝子凡数年，所服至多，饮食倍常，气血充盛，忽因浴，去背垢者告以背肿，急视之，随视随长，赤煐异常，盖大疽也。适四五月间金银藤开花时，乃大取，依《良方》⑤所载法饮之，两日至数斤，背肿消尽。以此知非独金石不可妄服，菟丝多饵亦能作疽，不可不戒。《老学庵笔记》

《苏沈良方》载治痈疽方：忍冬嫩苗一握忍冬即金银花，一名老翁须，一名金钗股，又名大薛荔，甘草生用半两，上忍冬烂研，同甘草入酒一斤，沙瓶中塞口煮两食顷，温服。予在江西，有医僧鉴清善治发背疽，得其方用老翁须，予颇神秘之。后十

---

① 石藏用：宋代四川名医，治病擅用热药。
② 陈承：宋代浙江名医，临床用药喜用寒凉之品。
③ 吴兴：地名，为古代吴地三吴之一，在今浙江省湖州市区域。
④ 华亭：今上海松江区。
⑤ 良方：据上下文义，指《苏沈良方》。

年过金陵，闻医王琪亦善治疡，其方用水杨藤，求得观之，乃老翁须也。又数年，友人王子渊自言得神方，尝活数人，方用大薜荔。又过历阳①，杜医者治疡，尝以二万钱活一人，用千金藤。过宣州，宁国尉王子骏传一方，用金银花。海州士人刘纯臣传一方，用金钗股。此数君皆自神其术，求其草视之，盖一物也。予以《本草》考之，乃忍冬也。

治 癀 疝②

辛稼轩③初自北方还朝，官建康，忽得癀疝之疾，重坠大如杯。有道人教以取叶珠即薏苡仁也，用东方壁土炒黄色，然后水煮烂，入砂盆内研成膏，每用时无灰酒调下二钱，即消。沙随先生④晚年亦得此疾，辛亲授此方，服之亦消。

治心脾发痛

沙随先生在泰兴时，有乳妪因食冷肉，心脾发痛，不可堪忍，知县钱仁老名寿之，以药与之，一服痛止，再服即无他。其药以陈茱萸五六十粒，水一大盏，煎取汁，去滓，入官局⑤平胃散三钱，再煎，热服。

① 历阳：今安徽和县。

② 癀（tuí 颓）疝：病证名，疝气的一种。癀，同"癞"。

③ 辛稼轩：辛弃疾（1140—1207），字幼安，号稼轩，山东济南人，南宋著名词人，为豪放派词家的代表人物。

④ 沙随先生：宋人程迥，字可久，宁陵县沙随（今石桥乡冉路口）人，人称"沙随夫子"。

⑤ 官局：此指宋代太平惠民和剂局，平胃散为《太平惠民和剂局方》载方。

治肾虚腰痛

饶之城中有宗子善平，病肾虚腰痛，沙随先生以其尊人所传宋谊叔方，用杜仲，酒浸透炙干，捣罗为末，无灰酒调下。赵如方制之，三服而愈。

治淋血兼治五淋

董季与昔尝为世南言：沙随先生绍兴丙午，苦淋血之疾，两年不愈，偶董阅本草，因见白冬瓜治五淋，于是日食三大瓯，七日而愈。董，沙随先生之婿也。以上《游宦纪闻》

治多年大便下血

病必问药，药贵当病。辉苦下血十五年，盖因思虑损心，饮酒过量，百药俱尝，或暂止复作，或屡投不验。近有俾服平胃散，云得于绍兴国医王继先①。主厚朴，厚肠也。以十五年之病，欲愈于此浅近之剂，固可笑，然日进一杯，固无反误，虽未保除断根本，似有近效。广求博访，徒费前劳，道在迩而求诸远，其斯之谓乎?《清波别志》

医学源流论

徐灵胎《医学源流论》云：有病固当服药，乃不能知医之高下、药之当否，不敢以身尝试，莫若择至易轻浅、有益无损之方，以备酌用。如偶感风寒，则用葱白苏叶汤取微汗；偶伤

---

① 王继先：南宋官吏，兼通医学。其家祖为外科疡医，以"黑虎丹"出名。

饮食，则用山楂麦芽汤消食；偶伤暑气，则用六一散、广藿汤清暑；偶伤风热，则用灯心竹叶汤清火；偶患腹泻，则用陈茶佛手汤和肠胃。如此之类，不一而足，即使少误，必无大害。又有药似平常而竟有大误者，如腹痛呕逆之症，寒亦有之，热亦有之，暑气触秽亦有之，或见此症而饮生姜汤，如果属寒不散，而用生姜热性之药，与寒气相斗，已非正治，然犹有得效之理，其余三症饮之必危。曾见有人中暑而服浓姜汤一碗，覆杯即死。若服紫苏汤，寒即立散，暑热亦无害。盖紫苏性发散，不拘何症皆能散也。按：此论惩药误而发，微病用之最为稳善，养生家不可不知。

目疾秘方

患目赤者，小便时以指蘸入目中，闭目，俟其自干，日三四次，即愈。惟当净洗手面，以免不洁之咎。此方载《医学纲目》，他书不互见，屡试屡验，秘方也。又《石室秘录》治目中初起星，用白蒺藜三钱，水煎洗之，日四五次，星即退，此方亦神效。

吊　脚　痧

吊脚痧①证至速，服药不及，必先外治，急用糟烧②一大碗，汤热入斑蝥末搅匀，乘热熨四肢，数人用手连拍之，冷则更易，熨至小便通，转筋自止，再饮煎药，可以获痊。此方同

---

① 吊脚痧：病证名，霍乱症状剧烈而有转筋者，即霍乱转筋。
② 糟烧：杭州双浦人喝的一种白酒的名称，其味道有点臭，价格便宜且酒劲较足。

邑张雨杉茂才光裕①所传，云其亲历疗治多人，世俗所传之方仅用烧酒，无此神应。

鸦　胆　子

鸦胆子治休息痢，歙②程杏轩文囿③《医案》甚称其功效，用三十粒，去壳取仁，外包龙眼肉，捻丸，每晨米汤送下，一二服或三四服即愈。此药味大苦而寒，力能至大肠曲折之处。搜逐湿热，本草不载，见于《幼幼集成》，称为"至圣丹"，即苦参子也，药肆多有之，吾里名医张云寰先生李瀛亦尝以此方传人。吾母周太孺人④，喜施方药以治休息痢，无不应验，兼治肠风便血。凡热痢色赤久不愈者亦可治，惟虚寒下痢忌之。

续名医类案

钱塘魏玉璜之琇⑤《续名医类案》六十卷，世无刊本，余从文澜阁借四库本录一部，凡六十六万八千余言，采取繁富，间有辨论，亦皆精当。玉璜自述医案数十，其治病尤长于胁痛肝燥、胃脘痛肝木上乘、疝瘕等证，谓医家治此每用香燥药，耗竭肝阴，往往初服小效，久则致死。乃自创一方，名"一贯煎"，统治胁痛、吞酸吐酸、疝瘕及一切肝病，惟因痰饮者不宜。方用沙参、麦冬、地黄、归身、枸杞子、川楝子六味出入，

①　张雨杉茂才光裕：张光裕，清代名医，字雨杉，浙江桐乡人。
②　歙（shè 设）：歙县，在安徽南部，徽墨、歙砚为其特产。
③　程杏轩文囿：程文囿，名文囿，字观泉，号杏轩，清代皖南名医，著有《医述》《杏轩医案》等。
④　孺人：古代称大夫的妻子，明清时期指七品官的母亲或妻子的封号。
⑤　魏玉璜之琇：魏之琇，字玉璜，号柳州，清乾隆间浙江钱塘名医，著有《柳州遗稿》。

加减投之，应如桴鼓，口苦燥者，加酒连尤捷。余仿其法治此数证，获效甚神，特表其功，用以告世之误用香燥药者。

苍耳子虫

苍耳子草夏秋之交阴雨后，梗中霉烂生虫，取就薰炉上烘干，藏小竹筒内随身携带_{或藏锡瓶}，勿令出气。患疗毒者以虫研细末，置治疗膏药上贴之，一宿疗即拔出而愈_{贴时须先以针微挑疗头出水}。余在台州，仆周锦种之盈畦，取虫救人，屡著神效。比在杭郡，学舍旁苍耳草虫甚多，以疗疗毒无不获效。同邑友人郑拙言学博①风锵，携至开化，亦救治数人。彼地无苍耳草，书来索种以传。又：青蒿虫治小儿惊风最灵，余孙荣霖曾赖此得生。此二方皆见《本草纲目》，而世罕知其效，特志之。_{青蒿虫亦在梗中，焙干研末，和灯心灰汤调送下。}

谨考《广群芳谱②·葈耳》引《本草纲目》：葈耳，一名苍耳。苏颂曰：处处有之，其叶青白似胡荽，白华细茎，四月中生子，正如妇人耳珰③。又引《东坡杂记》云：药至贱而为世所要用，无若苍耳者。但有地则产，其花叶根实皆可食。主疗风痹痛缓、瘰疬疮疡，不可胜言，尤治瘘金疮。

青腿牙疳

咸丰乙卯年，吾里皇甫湘山上舍④岷患牙龈肿烂、两腿青

---

① 学博：学官的尊称。

② 广群芳谱：清代汪灏等人奉诏就王象晋《群芳谱》增删改编，康熙四十七年（1708）成书，原名《御定佩文斋广群芳谱》。

③ 耳珰（dāng 当）：妇女的耳饰。

④ 上舍：对一般读书人的尊称。

胀，其势甚剧，诸医不效。乌程温醉白诊视之，谓病名"青腿牙疳"，不必服药，惟食马乳可愈。如其言，一月全愈。又一戴姓妇人病证相同，亦食马乳得痊。按：此证见于御纂《医宗金鉴》八十四卷"外科门"，长洲唐笠山大烈①所著《医宜博览论》曾述及之。吾乡罕有此证，医家知此者亦鲜矣。

蜈蚣入腹

明·张冲虚，吴县人，善医。有道人以竹筒就灶吹火，误吸蜈蚣入腹，痛不可忍。张碎鸡子数枚，令啜其白，良久痛少定，索生油与咽，遂大吐，鸡子与蜈蚣缠束而下。盖二物气类相制，入腹则合为一也。事见《吴县志》。按：明江氏瓘《名医类案》亦有一方，云取小猪儿一口，切断喉取血，令其人顿饮之，须臾灌以生油一口，其蜈蚣滚在血中吐出，继与雄黄，细研水调服，愈。南方多蜈蚣，且家家用竹筒吹火，当有是患，录之。

干 霍 乱

干霍乱，心腹绞痛，欲吐不吐，欲泻不泻，俗名"绞肠痧"，不急救即死。治法宜饮盐汤探吐，外治刺委中穴亦妙。此证王宇泰《证治准绳》谓由脾土郁极不得发，以致火热内扰、阴阳不交。而吴鞠通《温病条辨》谓由伏阴与湿相搏，证有阴而无阳，方用蜀椒、附子、干姜等药。窃谓干霍乱亦如湿霍乱，有寒有热，当审证施治，不得专主热剂。吴氏书阐发治温病之

---

① 唐笠山大烈：唐大烈，清代医家，长州（今江苏苏州）人，字立三，号笠山，一号林嶝，以编纂《吴医汇讲》而闻名于医林。

法，辨论详晰，卓然成一家言，惟此论尚局于偏，恐误来学，特正之。

学医宜慎

《程杏轩医案》历叙生平治验，颇有心得，惟治张汝功之女暑风，用葛根、防风等药，遂致邪陷心包，神昏肢厥，旋用清络热开里窍之剂，而势益剧，变成痉证而殁。因谓暑入心包至危至急，不可救药，而不知暑风大忌辛温升散，其初方用葛根、防风劫耗阴津，遂致热邪入里。观此可见医学之难。忆道光癸巳仲秋，三弟以灏年十五患伏暑症，初见发热、恶寒、头痛，延同里某医治之。某医道负盛名，诊视匆遽，误谓感寒，用桂枝、葛根、防风等药，二剂而神昏肢冷。余时方自郡城归，更延茅平斋治之，以为热邪入里，用生地、元参、银花、连翘、竹叶等味，竟不能痊。人皆归咎于茅，而不知实误于某也。并记于此，以明学医之宜慎焉。

许秀山传方

临海许秀山布衣保喜，精于医，为人诊病不计酬金。曾传余秘方，试之皆效，附录之以济世。

治头风，用头风膏药，入草乌末少许，贴之。

治牙痛，用北细辛五钱，薄荷五钱，樟脑一钱五分，置铜锅中，上覆小碗，纸糊泥封，勿通气，暖火熏之，令药气上升至小碗，取涂痛处。

治刀伤久烂，用生糯米，于清明前一日一换水，浸至谷雨日晒干，研末敷之。

治火烧伤方，鸡子煮熟，去白取黄，猪油去膜，二味等分，捣匀抹之。

沈妪传方

单方之佳者不必出自方书，往往有乡曲①相传，以之治病，应手取效者。吴江沈妪服役余家，曾传数方，试之皆效，备录之。

痔疮，用皮硝煎汤，乘热熏洗。此方治热毒皆效。

小儿雪口疮，马兰头②汁擦之。

眼癣，大碗幕③布，以晚米糠置布，燃糠，有汁滴碗，取抹患处。

家传单方

单方之神验者，可为世宝。余家传有数方，屡试屡验，济人多矣。恐久而失传，特志之。

刀伤，用苎叶糁④之。端午夏至日各采等分，晒干，俟霜降日磨末。

受湿气烂腿，用松香不拘数，釜中用水慢火煮，以焚一炷香为度，取出松香取出松香入冷水中方能凝结否则胶滞矣，换水再煮。如此换八次水，煮八炷香时候，松香之毒始尽，研极细末，用猪油捣烂调匀，用隔纸膏摊之。其法以长薄油纸折成两方块，一面凿孔，一面摊药，将两面合拢，药折在里面，以凿孔一面

医
方
丛
话

一
〇

---

① 乡曲：乡里，乡人。

② 马兰头：即马兰，为菊科植物马兰的全草或根，别名马兰头、马兰菊、紫菊、鸡儿肠等，有凉血止血、清热利湿、解毒消肿的功效。

③ 幕：覆布。幕的本义指帐篷的顶布。《说文》："幕，帷在上曰幕。"

④ 糁（sǎn/shēn）：读"shēn"时本义指谷物磨成的碎粒，读"sǎn"时作动词，涂抹。明代魏学洢《核舟记》："左刻'清风徐来，水波不兴'，石青糁之。"此处指把苎叶末撒在伤口上。

向患处贴上，线围扎之。勿着水，有脂流出自愈。

隔纸膏式：▨半纸凿满针孔，半纸摊药。

一切疮，用槟榔、木鳖子、穿山甲、血余、雄黄、朱砂、黑砒、大风子肉各二钱五分，研极细末，入土硫黄七两五钱，煮烊为锭，菜油磨擦，日三次。

牙缝出血，名牙红，用元明粉研细末，糁之。

一切无名肿毒，用鲜桑枝，火爇①，向患处熏之。

治小儿染癞头疮

小儿头烂，名染癞头，用铜青一钱，沥青一钱，松香一钱，蓖麻子肉四钱，同捣烂，以布一方，如染癞头大，摊药包患处。

跌打损伤，用冬瓜子，炒研细末，温酒冲服三钱，日二次。

疮　方

余姚吴蓉峰学博患脓窠疮，医久不痊。后有相识遗一方，云得自名医，为疗疮第一良药。如法治之，果愈。余于庚戌年患此，甚剧，亦以此方得痊。兹录于下：

厨房倒挂灰三钱，煅，伏地气　松香一钱　茴香一钱，煅　花椒一钱　硫黄一钱，煅　癞蛤蟆一钱　枯矾一钱　苍术一钱　白芷一钱　朱砂一钱

上药共研细末，用鸡子一个，中挖一小孔，灌药其中，纸封固口，置幽火中燉热，轻去其壳，存衣，再用生猪油和药捣烂，葛布包之，时擦痒处。

---

① 爇（ruò 若）：烧。

五 圣 丹

癫狗毒蛇咬人者多死，方书虽有治法，不甚著效。惟萧山韩氏所传五圣丹，获效如神，救人不可胜数。韩氏惟制药施送，秘不传人。郑拙言司铎①开化，从其同寅汪睦斋学博世钤处得此方，见示。汪喜录单方，制良药施人，此方得之于其至戚，乃自韩氏窃得者。汪按方制药以拯人，无不应手取效，因录之以广其传。

上号当门子②一钱　梅花冰片一钱　九制炉甘石一钱　上号腰面雄黄一钱　火硝三分

上药共研细末，男左女右，用竹挖耳点近鼻处大眼角七次，隔一日再点七次，再隔一日又点七次，虽重伤者自愈。若犬咬至二十日外者不治，若用药后误吃羊肉，用药再治迟至二十日外者亦不治，宜忌羊肉发物四十九日。兼治痧症闷死、时疫伤寒、癍发不出，亦用此药点眼角，男左女右。

药 忌

吴江徐灵胎征君大椿谓：医药为人命所关，较他事尤宜敬慎。今乃炫奇立异，欲骇愚人耳目，将古人精思妙法反全然不考，其弊何所底止，略举数端以示儆戒：人中黄肠胃热毒偶有用入丸散者，今入煎药则是以粪汁灌人而倒其胃矣。人中白飞净入末药，若煎服是以溺汁灌人矣。鹿茸、麋茸俱入丸药，外症痘症偶入煎药。又古方以治血寒久痢，今人以治热毒时痢，腐肠而死。河车、

---

① 司铎：谓掌管文教，指担任学官。
② 当门子：麝香仁野生品，质柔、油润、疏松，其中呈不规则圆形或颗粒状者。

脐带补肾丸药偶用，今入煎剂，腥秽不堪。又脐带必用数条，肆中以羊肠龟肠代之。蚌水大寒伤胃。前人有用一二匙治阳明热毒，今人用一碗半碗以治小儿，死者八九。蚯蚓痘症用一二条，酒冲，已属不典。今用三四十条，大毒大寒，服者多死。蜈蚣、蛴螬即桑虫、蝎子、胡蜂皆极毒之物，用者多死，间有不死者幸耳。石决明眼科磨光盐水煮入末药，今亦以此法入一切煎剂，何义？白螺壳此收湿掺药，亦入煎剂，其味何在？鸡子黄此少阴不寐引经之药，今无病不用。燕窝、海参、淡菜、鹿筋、丑筋、鱼肚、鹿尾此皆食品，不入药剂。必须洗浸极净，加以姜、椒、葱、酒方可入口，今与熟地、麦冬、附、桂同煎，则腥臭欲呕。醋炒半夏、醋煅赭石、麻油炒半夏皆能伤肺，令人声哑而死。橘白、橘内筋、荷叶边、枇杷露、楂核、扁豆壳此皆方书所弃，今偏取之以示矣。余按徐氏所指，诚切中要害，惟海参淡食最能益人，尝有食之终身而康强登上寿者，惟不宜与熟地等药同煮耳。又枇杷露治肺热咳嗽，获效颇速，似不当在屏弃之列。

食　忌

医书所载"食忌"，有无药可解者，录以示戒：痧症腹痛误服生姜汤，疔疮误服火麻花，骨蒸似怯症误服生地黄，青筋胀即乌痧胀误认为阴症投药，渴极思水误饮花瓶内水，驴肉荆芥同食，食三足鳖，茅檐水滴肉上食之，肴馔过荆林食之，老鸡食百足虫有毒误食之，蛇虺①涎毒暗入饮馔食之。

汤火伤方

《镜花缘》说部征引浩博，所载单方，以之治病辄效。余母

---

① 虺（huǐ悔）：一种毒蛇。

周太孺人喜施方药，在台郡时求者甚众。道光癸卯夏，有患汤火伤，遍身溃烂，医治不效，来乞方药。检阅是书中方，用秋葵花浸麻油同涂。时秋葵花方盛开，依方治之，立愈。乃采花置油瓶中以施人，无不应手获效。

案：此方效验，人多知之，然必预浸，可以济用，久浸愈良。余每年必蓄也。

槟榔不可久食

医书槟榔治瘴，川广人皆喜食之，近则他处亦皆效尤，不知其性沉降，破泄真气，耗损既久，一旦病作不治，莫识受害之由，嗜之者终无所警也。余按宋周去非《岭外代答》有云：川广人皆食槟榔，食久，顷刻不可无，无则口舌无味，气乃秽浊。尝与一医论其故，曰：槟榔能降气，亦能耗气。肺为气府，居膈上，为华盖，以掩腹中之秽。久食槟榔则肺缩不能掩，故秽气升，闻于辅颊①之间。尝欲噉槟榔以降气，实无益于瘴。彼病瘴纷然，非不食槟榔也。此论槟榔之害最为切要，知非特无瘴之地不可食也。嗜槟榔者其鉴之。

猴经

药物中有猴经，乃牝猴天癸，治妇女经闭神效。李心衡②《金川琐记》云：独松泛之正地沟，山高箐③密，岩洞中猿猱④

---

① 辅颊：上颌与面颊，泛指面颊。
② 李心衡：字巽廷，号湘帆，清代江苏上海人，著有《金川琐记》。
③ 箐（qìng 庆）：山间竹林。
④ 猿猱（náo 挠）：泛指猿猴。

充仞①。土人攀悬而上，寻取所谓猴经者，赴肆贸易，多至百斤。此可以补诸家本草之阙。以上《冷庐杂识》

国朝赵学敏《本草拾遗》：猴经，一名申红，深山群猴聚处极多，每于草间得之，色紫黑、成块，夹细草屑，云是母猴月水也，治干血痨。

治冷疾灼艾法

遂安保义郎顿公，苦冷疾二年矣，百药不效。一日方灼艾，赵三翁过之，询其病源，顿以实告，翁令撤去火艾。时方盛暑，俾②就屋开三天窗，放日光下射，令顿仰卧，揉艾遍布腹上，约十数斤，移时觉热透脐腹不可忍，俄而腹中雷鸣，冷气下泄，口鼻间皆浓艾气，乃止。明日复为之，如是一月，疾愈。仍令为之，满百二十日，自此宿病不作，壮健如初。且曰：此孙真人秘诀也。世人但知着艾炷，而不知点穴，又不审虚实，徒受痛楚，耗损气力。日者太阳真火，艾既遍腹，又且徐徐照射，入腹之功力极大。五六七月为上，若秋冬间，当以艾十数斤厚铺，腹蒙以绵衣，熨斗盛炭火徐熨之，候闻浓艾气方止，亦其次也。翁名进，字从先，中牟人，自言遇孙真人授以道要。《暌车志》

治小儿脐风用艾灸 附艾考

枢密孙公抃，生数日，患脐风，已不救。家人乃盛以盘合将弃诸江。道遇老媪曰：儿可活。即与俱归，以艾炷灸脐下，

---

① 充仞：充满，仞通"牣"。司马相如《子虚赋》："充仞其中者。"
② 俾（bǐ 比）：使。

遂活。《独醒杂志》

案：此条《青箱杂记》亦载之。考《广群芳谱》：艾，一名医草，一名冰台，处处有之。宋时以汤阴复道者为佳，近代汤阴者谓之北艾，四明者谓之海艾。自成化以来惟以蕲州者为胜，谓之蕲艾。皆以五月五日连茎刈取，曝干，收叶，以灸百病。凡用艾，陈久者良。治令细软，谓之熟艾，若生艾灸火，伤入肌脉。

治老年疟疾 _{附燕窝说}

咸丰甲寅，先大夫七十二岁，患疟甚剧，诸医束手。苏州马雨峰太守传一方：用燕窝三钱，冰糖三钱，先一日炖起，至次日疟作之前一个时辰，加生姜三片，滚三次，将姜取出，服之。倘胃不能纳，即止啜其汤亦可。一剂不愈，则再至三剂，无不愈者矣。此方得之萧山，因校官王君年八十病疟服此而痊，其后试人屡验云云，余因遵方进之先大夫，一服即愈。二十年以来之传人[1]奏效甚众，尤宜于老人及久疟不痊者。其方平淡无奇，而应验若是，可谓奇矣。

《闽小纪》云：燕窝，有乌、白、红三种，惟红者最难得，白者能愈痰疾，红者有益小儿痘症。

夏日生痱

以蚌粉等扑之无效，惟以隔夜之热汤水涤之即瘥。以上《庸闲斋笔记》

---

① 二十年以来之传人：《庸闲斋笔记》作"二十年来以之传人"。

救饮卤汁

先兄晴湖曰：饮卤汁者血凝而死，无药可医。里有妇人饮此者，方张皇莫措，忽一媪排闼①入曰：可急取隔壁卖腐家所磨豆浆灌之，卤得豆浆则凝浆为腐，而不凝血。我是前村老狐，曾闻仙人言此方也。语讫不见。试之果得苏。刘涓子有《鬼遗方》，此可称"狐遗方"。

解砒毒方

歙人蒋紫垣流寓献县程家庄，以医为业，有解砒毒方，用之十全，然必邀取重赏，不满所欲，则坐视其死。一日暴卒，见梦于居停主人②，曰：吾以耽利之故，误人九命矣。死者诉于冥司，冥司判我九世服砒死。今将赴转轮，求鬼卒得来见君，以此方奉授，君能持以活一人，则我少受一世业报也。言讫，泣涕而去，曰：吾悔晚矣。其方以防风一两，研为末，水调服之而已，无他秘药也。又闻诸沈丈丰功曰：冷水调石青③，解砒毒如神。沈丈平生不妄语，其方当亦验。

治 癃 闭

侍姬之母沈媪言：盐山有刘某者患癃闭，百药不验。一夕梦神语曰：铜头煅灰，酒服之即通。问铜头何物？曰：汝辈所谓蝼蛄也。试之果愈。余谓此湿热蕴结，以湿热攻湿热，借其窜利下行之性耳。

---

① 排闼（tà 踏）：推开门。
② 居停主人：房东。居停，寄居之处。
③ 石青：也叫蓝铜矿，一种青色颜料。

治被殴后伤风

刑曹案牍①多被殴后以伤风死者，在保辜②限内，于律不能不拟抵。吕太常③含晖常刊秘方，以荆芥、黄蜡、鱼鳔三味鱼鳔炒黄色各五钱，艾叶三片，入无灰酒一碗，重汤煮一炷香，热饮之，汗出立愈。惟百日以内，不得食鸡肉。后其子慕堂登贤书，人以为刊方之报也。

治小儿误吞铁钉

蔡葛山先生曰：吾校四库书，坐④讹字夺俸⑤者数矣。惟一事深得校书力：吾一幼孙偶吞铁钉，医以朴硝等药攻之不下，日渐尪弱。后校《苏沈良方》，见有小儿吞铁物方云：剥新炭皮研为末，调粥三碗，与小儿食，其铁自下。依方试之，果炭屑裹铁钉而出。乃知杂书亦有用也。此书世无传本，惟《永乐大典》收其全部。余领书局时，属王史亭排纂成帙。苏沈者，苏东坡、沈存中也。二公皆好讲医药，宋人集其所论为此书云。

治折伤筋骨

交河黄后生言：折伤骨者，以开通元宝钱此钱唐初铸，欧阳

① 刑曹案牍：审案诉讼的文书。刑曹，指刑事官署或属官。案牍，指官府公文。

② 保辜：古代法律制度，古代刑律规定，凡打人致伤，官府视情况立下期限，责令被告为伤者治疗，伤者在限期内死亡，则以死论罪，不死以伤人论，称作"保辜"。《急就章》颜师古注"保辜者，各随其状轻重，令殴者以日数保之，限内死者则坐重辜也。"

③ 太常：职官名。指古代朝廷掌宗庙礼仪的官员。

④ 坐：由……而获罪。

⑤ 夺俸：官吏因过失而被罚扣其俸禄。

询所书，其旁微有偃月形，乃进蜡样时，文德皇后误掐一痕，因而未改也。其字当回环读之，俗读为"开元通宝"，以为元宗之钱，误之甚矣。烧而醋淬，研为末，以酒服下，则铜末自结而为圈，周束折处。曾以一折足鸡试之，果接续如故，及烹此鸡，验其骨铜束宛然。此理之不可解者，铜末不过入肠胃，何以能透膜自到筋骨间也？惟仓卒间此钱不易得。后见张鷟《朝野佥载》曰：定州人崔务，堕马折足，医令取铜末酒服之，遂痊平。及亡后十余年，改葬，视其胫骨折处，铜末束之。然则此本古方，但云铜末，非定用开通元宝钱也。

解 菌 毒

《吕氏春秋》称：和之美者，越骆之菌，本无毒，其毒皆蛇虺之故，中者使人笑不止。陈仁《玉菌谱》载水调苦茗白矾解毒法，张华《博物志》、陶宏景《名医别录》并载地浆解毒法以黄泥调水澄而饮之曰地浆，盖以此也。

治心气亏损

景州方夔典言：少尝患心气不宁，稍作劳则似簌簌动，服枣仁、远志之属，时作时止，不甚验也。偶遇友人家扶乩①，云是纯阳真人，因拜乞方。判曰：此证现于心，而其原出于脾，脾虚则子食母气故也。可炒白术常服之，试之果验。以上《阅微草堂笔记五种》

治 冷 痢

孝宗尝患痢，众医不效，德寿忧之。过宫偶见小药肆，遣

---

① 扶乩（jī 机）：中国道教的一种占卜方法，用乩笔在沙盘上写字图画，据之预测吉凶。

中使询之曰：汝能治痢否？对曰：专科。遂宣之至，问得病之由，语以食湖蟹多故致此疾。遂令诊脉，曰：此冷痢也，其法用新采藕节细研，以热酒调服。如其法，杵细，酒调数服即愈。德寿大喜，就以杵药金杵臼赐之，至今呼为金杵臼严防御家，可谓不世之遇。

治 嗽 方

治嗽方甚多，余得一方甚简，但用香橼，去核，薄切作细片，以时酒同入砂罐内，煮令熟烂，自黄昏至五更为度，用蜜拌匀，当睡中唤起，用匙挑服，甚效。

治嗽又方

向南柔桑条一束，每条寸折，纳锅中，用水五碗煎至一碗，渴即饮之。

救溺水及服金屑

凡溺水及服金屑，用鸭血灌之即瘥。

金 疮 伤

用独壳大栗，研干末，敷之立愈。《志雅堂杂钞》云：用生栗敷亦得。

耳 暴 聋

用全蝎去毒，为末，酒调滴耳中，闻水声即愈。

治喉痹乳鹅①

用蛤蟆衣、凤尾草擂细，入盐霜、梅肉、煮酒各少许调和，再研细，布绞汁，以鹅毛刷患处，俟吐痰即消。以上《志雅堂杂钞》

治病眼生赤障者

用白螺一枚，去掩②，以黄连末糁之，置露中一夜，晓取，肉化为水，滴目则障自消。

治水肿方

用田螺、大蒜、车前草和研为膏，作大饼覆脐上，水从便出即愈。以上《养疴漫笔》

案：《养疴漫笔》一书余未之见，此数方见王渔洋③《香祖笔记》。惟第一、二两方照《广群芳谱》录出，以所述较详也。

治血山崩

当归一两，荆芥一两，酒一钟，水一钟，煎服，立止。

治　痢

抚州商人某病痢，危甚。太学生倪某用当归末、阿魏丸之，白滚汤送下，三服而愈。

---

① 鹅：疑为"蛾"之误。
② 掩：用同"厣"，螺类介壳口圆片状的盖。
③ 王渔洋：即王士祯（1634—1711），字子真、贻上，号阮亭，又号渔洋山人，清初文学家，新城（今山东桓台）人，著有《香祖笔记》等。

治痢又方

黄花地丁捣取自然汁一酒盏，加蜂蜜少许，服之神效。

治小肠疝气

乌药六钱，天门冬五钱，白水煎服，神效。

治小便不通

芒硝一钱研细，以龙眼肉包之，细嚼咽下，立愈。

湿痰肿痛不能行

用豨莶草、水红花、萝卜英、白金凤花、水龙骨、花椒、槐条、苍术、金银花、甘草，以上十味煎水，蒸患处，水稍温即洗之。

接 骨 方

土鳖用新瓦焙干，半两钱醋淬七次，自然铜、乳香、没药、瓜子仁各等分，为细末。每服一分半，酒调下。上体伤食后服，下体伤空心服。

治疫肿头面方

金银花二两，浓煎一盏，服之肿立消。

针 入 腹

用栎炭末三钱，井水调服即下。方以瓷石置肛门外引下。

以上《正续金陵琐事》

治走马疳

用瓦垄子比蚶子差小，用未经盐酱者连肉，火煅存性，置冷地用盏盖覆，候冷取出，碾为末，糁患处。又一方：马蹄烧灰，入盐少许，糁患处。

治痘疹黑陷

用沉香、檀香、乳香，不拘多少，放火盆内焚之，抱儿于烟上熏之，即起。

治 恶 疮

取冬瓜一枚，中截之，先以一头合疮，候瓜热削去，再合，热减乃已。又一方：用蒜泥作饼疮上灸，不痛灸痛，痛者灸不痛，即止。

小儿耳后生疮

小儿耳后生疮，肾疳也。地骨皮一味为末，粗者热汤洗之，细者香油调搽。以上《蓼洲闲录》

治 蛇 伤

宋时径山①僧行圆为蛇伤足，一参方僧②为治之。先汲净水洗患处，易水数斛，令腐脓败肉悉去，疮上白筋见，乃挹以软帛，以药末匀糁，疮中恶水泉涌。明日净洗敷药如初，一月毒

① 径山：地名，位于浙江余杭县。
② 参方僧：又称参学僧、游方僧等，指出家人四处去参学求证者。

尽，肉生平复如旧。其方乃香白芷为末，入鸭嘴胆矾、麝香各少许，见《谈薮》①。

治 水 蛊

元鲜于伯机记杭医宋会之②者，善治水蛊，以干丝瓜一枚，去皮剪碎，入巴豆十四粒同炒，以巴豆黄色为度，去巴豆，用丝瓜炒陈仓米，如丝瓜之多少，候米黄色去丝瓜，研之为末，和清水为丸，如桐子大。每服百丸，皆愈。宋言巴豆逐水，丝瓜象人脉络，去而不用，藉其气以引之也，米投胃气也。

治 刀 疮

叶蒲州南岩传治刀疮一方：端午日，取韭菜捣汁，和石灰杵熟为饼，用敷疮处，血即止，即骨破亦可合，奇效。

黄生某，庐州人，游于吾乡，偶以偏方疗疾，皆效。特记其三云。

治痞积方

用大蓖麻去壳一百五十个，槐枝七寸，香油半斤，二味同入油内浸三昼夜，熬至焦去渣，入飞丹四两，成膏，再入井中浸三日夜，取出，先以皮硝水洗患处，贴之。

治 痔 方

便后以甘草汤热洗过，用五倍子、荔枝草二味，以砂锅煎

---

① 谈薮（sǒu 叟）：书名，笔记体，多载南宋宁宗、理宗两朝轶事，伪托宋代庞元英撰。

② 宋会之：元代名医，杭州人。

水，热洗。荔枝草，一名癞蛤蟆草，四季皆有之，面青背白，麻纹垒垒，奇臭者是。

治血崩方

用猪鬃草四两，童便、清酒各一钟，煎至一钟，温服。猪鬃草，如莎草而叶圆，净洗之。以上《香祖笔记》

治偏正头痛

王文公安石为相日，奏事殿中，忽觉偏头痛不可忍，遂奏上请归治疾。裕陵①令且在中书偃卧，已而小黄门持一小金杯药少许赐之，云：左痛即灌右鼻，右即反之，左右俱痛并灌之。即时痛愈。明日入谢，上曰：禁中自太祖时有此数十方，不传人间，此其一也，其方用之如神，但目赤少时，头痛即愈。法用新萝卜取自然汁，入生龙脑少许，调匀，昂头使人滴入鼻窍。

案：《东坡杂记》亦载此方，并自述：荆公与仆言之，已愈数人矣。惟所载"用生萝卜汁一蚬壳"，并无"入生龙脑少许"语。

解食蕈毒

平江府天平山白云寺有数僧行山间，得蕈一丛，共煮食之。至夜发吐，内三人急取鸳鸯草生啖，遂愈；其二人不噉者，吐至死。鸳鸯草，藤蔓而生黄白花对开，傍水依山，处处有之，治痈疽肿毒尤妙，或服或敷皆可。盖沈存中《良方》所载金银花也。又曰"老翁须"，《本草》名"忍冬"。以上《墨庄漫录》

---

① 裕陵：宋神宗陵墓名永裕陵，因以习称神宗作"裕陵"。

案：《香祖笔记》载此方，并自述先方伯赠尚书府君。《群芳谱》云：金银花，一名鹭鸶藤，又名金钗骨。夫蕈菌之物，皆是草木所变化，生于树曰蕈，生于地曰菌，皆湿气郁蒸而生。又有生于腐骸毒蛇之上者，大而①光明，人误以为灵芝，食而速死。故书之以警其误。《茅亭夜话》

《萤苑丛说》载：夏秋月杂菇蕈，皆是恶虫蛇气结成，前后坏人甚多，断不可吃尔。农民何不勤力种菜，四时无缺，何用将性命试此毒物？特此劝谕，莫招后悔。见王十朋《夔府十诫》。

《香祖笔记》载：菌毒往往至杀人，而世人不察，或以性命殉之。予门人吴江叶进士元礼舒崇之父叔，少同读书山中，一日得佳菌烹而食之，皆死。予常与人言以为戒。又枫树菌，食之则笑不可止。陶隐居《本草注》：掘地，以冷水搅之令浊，少顷取饮，谓之地浆，可疗诸菌毒。

咽喉初觉壅塞

《菽园杂记》云：凡咽喉初觉壅塞，一时无药，以纸绞探鼻中，或嗅皂角末，喷嚏数次，可散热毒。仍以李树近根皮磨水，涂喉外即愈。

治　噎　塞

猫生子，胎衣阴干，烧灰存性，温酒服之，治噎塞疾。然猫生子后即食胎衣，必伺而急取方可得。

治噎塞又方

《广五行记》云：绛州一僧病噎，都不下食，遗命弟子开其

---

① 而：其后原有"而"，衍文，据《茅亭夜话》删。

胸喉，视有何物。如其言开视，胸中得一物似鱼，有两头，遍体肉鳞，置钵中跳跃不止。以诸毒药内之，药悉化为水。一僧以蓝靛致钵，此虫怔惧，绕钵驰走，须臾化为水矣。故世传以靛水治噎疾。此与余《香祖笔记》所记鹅血治噎相类，然鹅血试之，亦不甚效。

治　嗽

宋宣和间，有妃嫔病嗽，侍医诊治，百计无效。后遇卖药者，以十钱得十贴，携入进之，一服而瘥。以百金购其方，乃天花粉、青黛也。

治　喉　闭

明世宗末年患喉闭，江西一粮长运米至京，以山豆根煎进，立愈。后徐文贞阶病，亦以此方奏效。

治中风方

用荆芥穗，以酒调下三钱，立愈。见《焦氏说楛》

治暴吐血

以蛛网为丸，米汤温饮下，立止。同上

治小便不通

章邱诸生李观善医，常传治小便不通一方，用犀角、玳瑁二味，研水服之，果立效。

治　霍　乱

病霍乱，煎香薷汤冷饮之，或掘地为坎，汲井水于中，饮之亦可。最忌饮热汤，若饮热米汤必死。

治大便下血

明宏治①中，学正王庭病大便下血，濒危昏愦中闻人语之曰：吃小水果，饮溺一碗而苏。乃日饮之，渐愈。

老年因地气卑湿得疾

唐郑相国年七十五为南海节度使，以粤地卑湿得疾。有诃陵国②舶主进一方，服之良验。乃录而传之：破故纸十两，择净皮洗过，捣筛令细；胡桃肉三十两，汤浸去皮，细研如泥，入前末，用好蜜和匀，盛瓷器中。清晨以暖酒二合调药一匙服之，随以饭压。如不饮酒，以滚白水代之，久服延年益气，悦心明目，兼壮筋骨。但忌食芸台③、羊血耳。

治翻花痔

经霜冬瓜皮同朴硝煎汤，治翻花痔，立愈。或以萝卜代瓜皮，亦可。

治汤火疮

乌药细磨冷浓茶，治汤火疮。

治妇人小便不通

生白矾末半分，入脐，以一指甲水滴之，治妇人小便不通。

---

① 宏治：当为弘治，明孝宗朱祐樘的年号，避"弘历"讳作"宏治"。
② 诃陵国：古南海国名。
③ 芸台：即油菜。

治蛇犬伤

细辛、白芷、雄黄，以好酒研末，入麝香少许，治蛇犬伤。

蜘蛛咬遍身生丝

盐和油敷，治蜘蛛咬，遍身生丝。

治 鼻 衄

乱发灰吹入鼻，治鼻衄。

治梅核膈

黄连一两，酒浸晒，吴茱萸一两，滚汤泡七八次，闻桂花香止。晒干，用神曲为糊作丸，如桐子大，食后以荷叶汤送下三十丸，治梅核膈。

治肾囊疮

密陀僧、滑石等分，生姜汁调敷，治肾囊疮。

治 蛇 伤

金丝荷叶捣汁，涂患处，治蛇伤。

治小儿肾囊虚肿

甘草浓煎汁，调地龙粪，涂搽，治小儿肾囊虚肿。

治小儿走马牙疳

人中白火煅存性一钱，铜绿三分，麝香为末一分，搽治小儿走马牙疳。

治　痔

端午日收桑叶，阴干为末，空心滚白汤下，治痔。

治血山崩

旧棕烧灰，置瓦上收火气，清晨温茶调服三四钱，治妇人血山崩。

案：以上十三方注①见《嬭嬛记》，原本作一段书，每条仅间以一圈。余特分条列之，以便查阅。

治马患诸病

先大父尚书公《群芳谱》一条云：马患诸病，白凤仙花连根叶熬膏，不论何症，抹马眼四角上，即汗出而愈。以上《古夫于亭杂录》

治　痢

贞观中，张宝藏②为金吾长史。太宗苦病痢疾，众医不效，即下诏问殿廷左右有能治此疾者，当重赏之。宝藏曾困此疾，即具疏，以乳煎荜拨方进，上服之立愈，宣下宰臣与五品官。魏征难之，逾月不进拟。上疾复作，问左右曰：吾前服乳煎荜拨有效，复令进之。一啜又平复。及是知进方人尚未除授，特命与三品文官，立授鸿胪卿。《独异志》

---

① 注：《古夫于亭杂录》作"俱"。
② 张宝藏：字澹，栎阳（今陕西临潼）人，唐代名医。

治　泄

夏英公病泄，太医以虚治，不效。霍翁曰：风客于胃也。饮以藁本汤而止。《邵氏闻见录》

治　足　疾

子瞻①有与王大父手墨一纸，云：足疾，惟威灵仙、牛膝二味为末，蜜丸，空心服，必效之药也。但威灵仙难得真者，俗医所用多藁本之细者尔。其验以味，极苦，色紫黑如胡黄连状，且脆而不韧，折之有细尘起，向明示之，断处有黑白晕，俗谓之有鸲鹆②眼，此数者备，然后为真。服之有奇验，凡肿痛拘挛皆可愈，久服有走及奔马之效。二物当等分，或视脏气虚实，酌饮牛膝酒及熟水，皆可下。独忌茶耳，如犯之不复效。当收槐芽、皂角芽之极嫩者，如造茶法贮之，以代茗饮。《枫窗小牍》

治　腮　肿

上在东宫，苦腮肿，用赤小豆为末敷之，立愈。《江邻几杂志》

种子方且多子

冯行己儿息③二十二人。行己每五更以汤沃其下部，日出方罢，无他术。《画墁录》

---

① 子瞻：苏轼的表字。
② 鸲鹆（qúxù 渠续）：即八哥。
③ 儿息：子息，子嗣。晋代李密《陈情事表》："门衰祚薄，晚有儿息。"

肺叶隽热挂①

朱师古，眉州人，年三十得疾，不能食，闻荤腥即呕。用火铛旋煮汤，沃淡饭数匕食之，医莫能治。史载之曰：俗辈不读医经，而妄欲疗人，可叹也。君之疾正在《素问》经中，名食挂，凡人肺六叶，舒张如盖，下覆于脾，子母气和则进食，一或有戾，则肺不能舒，脾为之蔽，故不嗜食。《素问》曰：肺叶隽热挂。遂授一方，买药服之三日，闻人食肉甚香，取而啖之，遂愈。《闲窗括异志》

考：叶廷琯②《吹网录》载《史载之方》书题跋四则，盖出黄荛翁丕烈手也。第二跋即叙此症，云见《宋稗类钞》卷七"方伎门"，大致与此相同，惟《素问》曰"肺叶隽热，名曰食挂"，此句稍异。而句下注吴晓钲钊森曰：《素问》无此二语。予藏有明刊覆宋本，亦无之，疑史君杜撰也。案《宋稗类钞》于此二句下尚有"盖食不下，脾瘀而成疾耳"二语，特附录之。

---

① 肺叶隽热挂：《素问·痿论》有"肺热叶焦"，或为所本。隽，疑作"焦"义长。

② 叶廷琯（guǎn 管）：清代吴县（今江苏苏州）人，著有《吹网录》等。

卷　二

医　戒

予年二十九有脾病焉，其证能食而不能化，因节不多食，渐节渐寡，几至废食，气渐薾①，形日就惫。医谓为瘵也，以药补之，病益甚，则补益峻。岁且尽，乃相谓曰：吾计且穷矣，若春木旺则脾土必重伤。先君子忧之。曾有老医孙景祥氏来视，曰：及春而解。予怪问之，孙曰：病在心火，故得木而解。彼谓脾病者，不揣其本故也，子无乃有忧郁之心乎？予爽然曰：嘻！是也。盖是时，予屡有妻及弟之丧，病怆交集，积岁而病，累月而惫，非惟医不能识，而予亦忘之矣。于是括旧药尽焚之，悉听其所为。三日而一药，药不过四五剂，及春而果差。因叹曰：医不能识病，而欲拯人之危，难矣哉！又叹曰：世之徇名遗实②，以躯命托之庸人之手者，亦岂少哉！向不此医之值，而徒托诸所谓名医，不当补而补，至于惫而莫之悟也。因录以自戒。

论　医

《学斋占毕》③论医云：夫医切脉，指下能知生死者，非天授其性，则因积学而致然。始或著能，末而寡效，论者以"始

---

①　薾：同"苶（nié）"，疲困。晋代葛洪《抱朴子·百里》："虑道中颠踬，不以驽薾服鸾衡。"

②　徇名遗实：谓徒慕其名，而不究其实际情形。徇：随顺。遗：抛弃。

③　学斋占毕：笔记体著作，宋代史绳祖撰。

能"命通也，"末缪"数穷也。予曰：不然。其初屡中，喜于积财，记忆未衰，诊理方锐；及其久也，筋力已疲，志怠心劳，获效遂鲜。始能末缪，于斯见矣。若以数之通塞，岂曰知理哉！

案：此条论医，"因积学而致然"一语，可谓要言不烦。盖医理深微，必须博览医书，互稽参考，旁通曲证，加以研究，探讨之功，始克有济。若幸得盛名，便而心粗气浮，胶持己见，訾议古人，鲜不败矣。余录明·李文正公东阳《医戒》① 一则，因附录《学斋占毕》论医一条于后，愿学医者当自警也。

食　戒

予病脾时，沈都宪时旸尝对食，退语人曰：是非不能食，乃多食之过耳。后鸿胪凌主簿远为予言：少时病不能食，有一叟问曰：汝欲食乎？吾教汝食，翼日②可空腹以来。比至，设饭肉各一器，将就食，遽以手止焉，曰：未可也。取其饭以箸画之为四分，乃使食。食下一口，辄欲就肉，又止焉，曰：未可也。如是者三，尽一分使食肉一脔，如是者四而器尽。复问曰：汝尚能食乎？曰：能。曰：不可。子姑去，凡食必准此为法。及归，不阅月③而食进。往谢且问之，叟曰：脾性恶腻，汝未食而先以腻物困之，安能使之运而化乎？予闻之重有感焉。越十余年，病再作，皆用此法而差。因录以自警。以上《怀麓堂集》

---

① 医戒：明代李东阳所作叙事散文，收在其文集《怀麓堂集》中。

② 翼日：明日。翼，通"翌"。《说文通训定声·颐部》："翼，假借为翌，实为昱。"

③ 阅月：经一月。

喘 药 方

先君尝施喘药，盖用麻黄三两不去根节汤浴过，诃子二两去核用肉，二味为粗末，每服三大匕，水二盏煎，减一半入腊茶①一钱，再煎作八分，热服，无不验者。后于彭子寿侍郎传一方：用新罗参一两作细末，以生鸡子青②和为丸，如梧子大，阴干，每服百粒，温腊茶清下，一服立止。尝见知临江③叶守端卿，言其祖石林病此，专服大黄而愈；其尊人亦苦此疾，乃纯用附子；至某则非麻黄不可，然则亦观其所禀如何。且自谓其女幼年已喘，传至四世而用药皆不同。《芦浦笔记》

案：王渔洋《居易录》仅载麻黄、人参二方，嗣阅《芦浦笔记》，见三方并载，知治喘之不同如此，因照录之。

治症不论久近

用生何首乌五钱，青皮三钱，陈皮二钱，酒一碗，河水一碗，煎至一碗，温服即愈。

治 疝 气

空中木通、连白葱须各三寸，半酒半水煎服，治疝气颇效。

种 子 方

陈说严总宪④说：蔚州魏敏果公象枢初无子，或教以空心日

① 腊茶：茶的一种，蒸青团茶。一说"腊"取早春之义；又说亦称蜡茶，因其色白似蜡故名。
② 鸡子青：本书"鸡子青"与"鸡子清"并用，用同。
③ 临江：位于吉林省东南部。
④ 总宪：职官名，清代称都察院左都御史为总宪。

服建莲子，遂生子。李副宪奉倩有子十一人，云亦服此方有验。

治咽食倒食症二方

于总宪振甲传三秘方，云皆有奇验：治咽食倒食症，一方用真柿霜拌稻米蒸饭食之，八日不饮滴水，效。

又一方，用虎肚烧末存性，好酒调服，效。

又：治伤寒症，用糯米粽无枣者，和滑石末，砸成锭，曝干，烧炭，浸酒去炭，热饮之。不论七日内外，皆效。七日内者即汗，七日外者次日汗。

碧玉露浆方治失血

李少司马①厚菴言：在江淮晤督学②许赞善汝霖，传治失血方，云高邮一学官年八十二有少容，自云少患血症，得异人传此方，服之良，愈久服老而益健。其方用青布不用五倍子③者，于荷稻或草木上接秋露最洁者，取其水以瓷瓶盛之，分为十八碗，作三次服，每次六碗。入人参汤五分，冬蜜、人乳各一钟，煎温服。

碧玉露浆方：于中秋前后，用无五倍新青布一二匹，扯作十余段，每段四五尺，五更时于百草头上荷叶、稻草上尤佳。先用细竹一根掠去草上蛛网，乃用青布系长竹上如旗样，展取草露水，绞在桶中。展湿即绞，视青布色淡则另换新布。阳光一

① 少司马：职官名，清代兵部侍郎的别称。
② 督学：明清派驻各省督导教育行政及考试的专职官员。
③ 不用五倍子：（染布）没有使用五倍子。五倍子，古代用作染布的植物染料，还具有防虫的作用。

见则不展。所取露水用瓷罐洗净盛贮，澄数日自清。晚间用男乳①一酒杯约一两半、白蜂蜜一酒盏、人参汤一酒杯，多少同乳人参须上等，四五分不拘。总入一宫碗②内，将露水一饭碗搀入宫碗，共得七八分，和匀，以绵纸封口，用碟盖好。次日五更，烧开水二大碗，将宫碗内露隔汤鐓③热，睡醒时缓缓温服之。蓝所以杀虫，露去诸经之火，参补气，乳补血，蜜润肺，治一切虚损劳症，有奇效。

案：王渔洋《居易录》载此二方，一见卷十八，一见卷二十，似即一方，略有不同。因连缀录之，以便参阅酌用。

治疫气伤寒等症

李少司寇奉倩言得一秘方，治疫气、伤寒等症最效。其方用麦门冬三钱，乌梅三枚，枣三枚，芫荽梗三十寸，灯心三十寸，竹叶三十片，煎热服。

鲭鱼胆点眼疾<small>附鲭鱼胆辨</small>

厚菴扇系一物，色如伽楠而不坚，无香。问之，曰：粤西梧州所产鲭鱼胆也。用少许和水，点眼疾，立效。然不必多用。

藤江有鲭鱼，大者余百斤，其胆治目，功比空青④。鱼大

---

① 男乳：生男孩的乳母之乳汁。本书卷五"出肉中箭头方"："用生男孩乳汁化一丸"。

② 宫碗：皇宫所用碗。明代宣德时始创制的瓷碗，器型精巧端正，渐成形制，世称"宫碗"。

③ 鐓（dūn 吨）：青铜器食器，此处用同"燉（炖）"，指以器皿隔水炖。

④ 空青：一种矿物药，为碳酸盐类矿物蓝铜矿的矿石，成球形或中空者。

胆小者上，鱼大胆大者中上，鱼小胆大者中下。渔者得鱼，官税其胆，始敢市①。其伪者，以鲩②胆灌黄藤膏为之。案：此则另载在卷十六，因附录于此。

山羊血治坠跌血滞

又：粤西山羊血治血凝滞，如神。其家一仆偶坠舱底，舱深丈余，及救苏，遍身血晕，疗之渐痊，惟头目岑岑作苦，既三年矣。偶得山羊血治之，头风立除。此条同上系一则，特分录之。

山羊血治刀斧伤

《檐曝杂记》所载山羊之血治刀斧伤最灵，是物生山箐③之中，尝食三七故也。粤人馈遗多有赝者。余在镇安，土官有馈生者，似羊而大如驴，生取其血，较可信。石羊身较小，其胆在蹄中，凡山岩陡绝处能直奔而上，力乏则曲蹄于口舐之，辄完复奔而上。故其胆可止喘。

治扑打跌损伤

四川提督总兵官④吴英说昔得秘方，治扑打跌损伤极效，虽重伤濒死，但一丝未绝，灌下立苏。往在福建为副将时，军

---

① 市：卖。
② 鲩（huàn 换）：草鱼。
③ 山箐：山间大竹林。《元史·塔海帖木儿传》："塔海帖木儿以四百人追人至山箐中。"
④ 提督总兵官：武职官名，全称为提督军务总兵官，负责统辖一省陆路或水路官兵。

中有二弁①相斗，皆重伤，其一则死矣。吴闻驰往视之，惟心头气尚微暖，亟命以药灌入，觉胸间喀喀有声，不移时张目索食，翌日遂能起行。自后屡著神效云。其方以十一月采野菊花，连枝叶阴干。用时每野菊花一两，加童便、无灰好酒各一碗同煎，热服。

贴无名肿毒方

前宁都令李聘说：麦粉不拘多少，用陈醋熬膏，贴无名肿毒，神效。

治男妇气血亏损 并治喘嗽

宗人②通政使司右通政③青岩焯传一方，治男妇气血亏损，即喘嗽寒热重症，亦能治之。其方止用人参一分，真三七二分，共为末，无灰热酒调服。二煎、三煎皆如前，日服三次，有奇效。

治肿毒初起

彭羡门孙遹④少宰传治肿毒初起方：鸡子用银簪插一孔，用透明雄黄三钱研极细为末，入之，仍以簪搅极匀，封孔，入饭内蒸熟食之，日三枚，神效。

---

① 弁（biàn 变）：旧时称低级武官。
② 宗人：同宗之人。
③ 通政使司右通政：职官名，明洪武十年（1377）始设，顺治元年（1644）清廷也设立了通政使司，掌收各省题本，设有通政使、左右通政等官。
④ 彭羡门孙遹（yù 遇）：彭孙遹（1631—1700），字骏孙，号羡门，又号金粟山人，清初官员、词人，浙江海盐人。

固齿及血衄方

宋英宗御书固齿及血衄方：生地黄、细辛、白芷、皂角各一两，去黑皮①，并子入瓶，黄泥封固，用炭火五六片煅令炭尽，入白僵蚕一分，甘草二钱，并为细末，早晚用。

病溺不下

竹镇有人病溺不下，求于乩仙。判云："牛膝车前子，三钱共五钱，同剉为粗末，将来白水煎。"空心服之，果愈。

妇人临蓐握蛤蚧易下

蛤蚧出蜀中，雌雄相抱。妇人临蓐，握掌中，儿即易下。

附　蛤　蚧

《檐曝杂记》载：蛤蚧，蛇身而四足，形如虩②虎，身有瘢，五色俱备，其疥处又似蛤蟆，最丑恶。余初入镇安，路旁见之，疑为四足蛇，甚恶之。问土人，乃知为蛤蚧也。其鸣一声曰"蛤"，一声曰"蚧"，能叫至十三声者方佳。其物每一年一声，十三声则年久而有力也。能润肺、补气、壮阳，其力在尾，而头足有毒。故用之者必尾全，而去其头足。

治　失　血

李侍郎厚菴光地言：闻兵部尚书索诺和公说，用未熟青黄

---

① 去黑皮：此指皂角去黑皮。

② 虩（xì 戏）虎：当指壁虎。虩，同"隙"。

色大柿一枚，好酒煎至九沸，去酒取柿食之，治失血症神效。以上《居易录》①

治 腋 气

热蒸饼②一枚，擘作两片，糁密陀僧一钱许，急挟之腋下，少睡片时，俟冷弃之。腋气，腋下狐臭也，又谓之愠羝③。

治 疮 疡

立秋日日未出，采楸叶熬膏，傅④疮疡，立愈。

消 痞

皮硝入鸡腹中，煮食，消痞。以上《分甘余话》

治 喉 闭

喉闭之疾，极速而烈。前辈传"帐带散"，惟白矾一味，然有时不尽验。辛丑岁，余侍亲自福建还，沿途多此症，至见阖家十余口一夕并命⑤者，道路萧然，行旅惴惴。及抵南浦，有老医教以用鸭嘴胆矾⑥研细，以酽醋调灌。归途恃以无恐，然亦未知其果神也。及先子守临汀日，铃下一老兵素愿谨⑦，忽泣请告曰：老妻苦喉闭，绝水粒者三日，命垂殆矣。偶药笈有

---

① 以上居易录：上文数条皆摘引自《檐曝杂记》。
② 蒸饼：馒头一类蒸制面点。
③ 愠羝（yùndī 运滴）：腋下狐臭。
④ 傅：涂敷。
⑤ 并命：同死。
⑥ 鸭嘴胆矾：《济生方》称胆矾为"鸭嘴胆矾"，以鸭嘴色为上。
⑦ 愿谨：质朴恭谨。

少许，即授之，俾如法用之。次日，喜拜庭下云：药甫下咽，即大吐，去胶痰凡数升，即差。其后凡数人，莫不立验。然胆矾难有真者，养生之家不可不预储以备用也。

考唐制称太守曰节下，又云铃下，又曰第下，又门卒亦称铃下。

治目障翳及泪痒

熊胆善辟尘。试之之法，以净水一器，尘幂①其上，投胆粟许，则凝尘豁然而开，以之治目障翳极验。每以少许，净水略调开，尽去筋膜尘土。入冰脑一二片，或泪痒则加生姜粉，些少时以银箸点之，绝奇。赤眼亦可用，余家二老婢俱以此奏效。

治 足 疡

辛酉夏，余足疡发于外臁，初甚微，其后浸淫涉秋徂冬，不良于行。凡敷糁膏濯之剂，尝试略遍，痛痒杂作，大妨应酬。一日，友人俞和父见过，怪其蹒跚，举以告之。和父笑曰：吾能三日已此疾，法当先以淡齑水②涤疮口，浥③干，次用《局方》驻车丸研极细，加乳香少许，干糁之，无不立效。遂如其说，用之数日，良愈。盖驻车丸本治血痢滞下，而此疮亦由气血凝注所成。"医者，意也。"古人处方治疾，其出人意表如此。

---

① 幂（mì 密）：本义为盖东西的巾，引申为覆盖。
② 齑（jī 机）水：用盐腌制咸菜中产生的卤水。
③ 浥：用干物把水分吸干。前文作"挹"。义词。

治痘出黑陷

小儿疮痘，固是危事，然要不可扰之。尝见赵宾旸曰：或多以酒面等物发之，非也。或以消毒饮、升麻汤解之，亦非也。大要在固脏气之外，任其自然耳。惟《本事方》捻金散最佳。又陈刚翁云：痘疮切不可多服升麻汤，只须以四君子汤加黄芪一味为稳。二说皆有理，然或有变证，则不得不资于药。癸酉岁，儿女皆发痘疮。同僚括苍陈坡，老儒也，因言：向分教三山日，其孙方三岁，发热七日，痘出而倒，靥色黑，唇口冰冷，危证也。遍试诸药皆不效，因乞灵于城隍庙，以卜生死。道经一士人门，士人异其侵晨①仓皇，因遮②扣③之，遂告以故。士人曰：恰有药可起此疾，奇甚。因为经营④少许，俾服之，移时即红润如常。后求其方，甚秘惜之，及代归，方以见贶⑤。其法用狗蝇七枚，擂碎，和醅酒⑥少许调服。狗蝇夏月极多易得，冬日则藏于狗耳中，不可不知也。

治痘毒上攻眼成内障

又其次女痘后余毒上攻，遂成内障，目不辨人，极可忧。遍试诸药，半月不验。后得老医一方，用蛇蜕一具净洗焙燥，又天花粉等分，细末之，以羊肝破开，入药在内，麻皮缚定，用泔水熟煮，切食之，凡旬余而愈。其后程甥亦用此取效，真

---

① 侵晨：天快亮时，拂晓。
② 遮：挡。
③ 扣：扣问。
④ 经营：本义指筹划营造，此指熬制药物。
⑤ 见贶：犹见赠。
⑥ 醅（pēi 胚）酒：未滤去糟的酒。

奇剂也。以上《齐东野语》

案：以上二则，王渔洋载在《香祖笔记》，称周公谨述陈坡言；载在《居易录》，称《清暇录》载赵宾旸云，大略相同。皆未若《齐东野语》所述之详。

种 子 方

求子之法：妇人服四子汤①，男子服四物汤，候月经净后入房，左手足用力。精过后，令女人亦侧左身而睡。盖男血女气常各不足，故各补其所亏也。

治喉闭方

用梧桐子一二十粒，研细，加少醋服下，痰自愈。

翻 胃 病

用梨一个，以箸钻一眼，用胡椒一粒，纸裹，灰煨熟，去椒，食梨三五个。试之极效。

治 发 背

用苍术去黑皮，加地龙即蚯蚓、盐梅即霜梅等分，捣成泥，猪胆调，圈四周，空头，渐愈。传是孙真人方。

土虺蛇伤人

土虺蛇伤人最毒，用水牛耳中垢腻涂咬处，甚效。或摘桑叶，取白汁滴伤处，亦效。

---

① 四子汤：即四君子汤。

一切发背毒疖

用蛤蟆肝一个，银朱五分，再用好墨磨搽，甚效。

点目中翳

指甲刮极细末，点目中，去翳甚妙。

火烧皮肉焦烂出虫

人被火烧，皮肉焦烂，出虫如蛆者，杏仁为末敷之，效。

治狗咬疮

菜地曲蟮即蚯蚓泥，净水调，治狗咬疮。

三七鸡血藤

南方阳气上浮，而阴气凝于下，故所产多有益于血阴者。有草名三七，三桠七叶，其根如萝卜，为治血之上药。刀斧伤，血方喷流，以其屑糁之，立止。孕妇产前产后皆可服，盖其性能去瘀而生新，故产前服之可生血，产后服之又可去瘀也。然皆生大箐中不见天日之处，近有人采其子，种于天保县①之陇峒、暮峒，亦伐木蔽之，不使见天日，以之治血，亦有效。非陇暮二峒不能种也。云南有鸡血藤胶，治妇人血枯症最灵。余在滇买数斤，然不知其藤何似。忆在镇安，见大箐中有藤粗如碗，长数百丈，延缘林木间，不知其起止，意即鸡血藤也。遂兼买其藤，携回镇安，取箐中藤相比，藤断处有汁赤色，与滇

---

① 天保县：地名，今广西境内。

藤无异，乃知即此物也。煎胶治血亦效，惜不久改官去，遂不得多煎。

烂眼边单方

先洗眼，用桑叶数张，灯心三十寸，红枣七枚，明矾一撮，泡汤洗净。用猪苦胆一个，白蜜四文，猪苦胆略割破，白蜜灌下，用棉线结口，贮在茶杯，隔汤煮之。片刻，用羊毛笔搽烂眼皮边即愈，除根。以上《檐曝杂记》

洗 眼 方

右通政袁密山景星，广西平乐人，尝传一洗眼方云：宋元丰①间，某太守年七十，双目不明，遇仙人传此方，洗一年，目力如童子。录之如下：

每岁立冬日，采桑叶一百二十片，悬风处令自干。每月用十片，水一碗，于罐内煎至八分，去渣，温洗。每洗眼日，清净斋戒，忌荤酒。

正月初五日、二月初一日、三月初五日、四月初八日、五月初五日、六月初七日、七月初七日、八月初八日、九月三十日月小则廿九日、十月初十日、冬月初十日、腊月初一日。

案：此方赵云崧《檐曝杂记》亦载之，《杂记》尚另载一方：用桑白皮不拘多少，煅过存性，将水一碗，煎至九分，澄清温洗。洗眼亦每月一次，日期不尽相同，并有若过闰、望日洗亦可。语兹不再录。

---

① 元丰：宋神宗赵顼的年号。

治 鸟 伤

凡鸟翅足折，喂以芝麻，仍嚼烂敷患处，效。见《客座新闻》①。以上《池北偶谈》

救吞金指环

江北一妇与其姑不相得，常勃溪②。一日妇吞金指环自尽，宛转欲绝。有人教以用羊胫骨烧炭研末，饧糖调服。次日金环从大便出，竟无恙。张少渠为余言，因书之以广其传。

救服鸦片烟

卫静澜廉访③曰：余披览案牍，见服生鸦片殒命者，几于无日无之。盖此物所在皆有，非如砒石等毒物必购求而得也。有一方可救之，宜广为传播，其方用雄黄二钱，鸡蛋青一枚，生桐油一两，河水调匀，灌服。

廉访名荣光、嗣开，浙藩曾以此方通行所属。

孕妇震动安胎方

维扬王氏妇孕六月矣，适有邻猫来攫其笼中之鸟，妇起逐之，仆于地，震动胎气，势甚危殆。一邻媪曰：可速觅一二纸过期不赎之当票，烧灰，和开水服之，则胎即安矣。如其言，果无恙。夫过期当票，已成废纸，乃有安胎之妙用，其理不可

① 客座新闻：又名《石田翁客座新闻》，明代沈周（号石田）撰，笔记体著作。

② 勃溪：有罅隙，吵架。

③ 廉访：清代对按察使的尊称。

解，亦见天下之无弃物也。以上《右台仙馆笔记》

案：此方余蚤①年即闻人谈及之，试之而效固妙，不效亦无害。保产无忧散一方，总可服也。方见卷三第十八篇。

目疾虚实

《医学心悟》云：目有五轮，合乎五脏。眼眶属脾，为肉轮；红丝属心，为血轮；白色属肺，为气轮；青色属肝，为风轮；瞳人属肾，为水轮。是知目者五脏精华之所系也，目疾须辨明虚实为要义。凡暴赤肿痛、畏日羞明，名曰外障，实证也；久痛昏花、细小沉陷，名曰内障，虚证也。实者由于风热，虚者由于血少。实则散风泻火，虚则滋水养阴。然散风之后，必继以养血，经曰：目得血而能视也。养阴之中，更加以补气，经曰：气旺则能生血也。数语尽其理矣。

天 然 水

凡目疾初起，用洁净开水，以洁净茶杯盛之，用洁净元色②绢布乘热淋洗。后水混浊，换水再洗。及洗至水清无垢方止，如此数次即愈。水内并不用药，故曰天然水也。

擦 牙 方

擦牙杂方极多，惟择其经试有验者录之。如川椒、细辛各一两，草乌、荜拨各五分，共研末，以擦欲落之牙，可使复固。又有用枯矾、松香、青盐各等分研末者，亦有效。然均不如支

---

① 蚤：通"早"。《国语·周语中》："若皆蚤世犹可，若登年以载其毒，必亡。"

② 元色：即玄色，黑色。

筠菴观察方廉所传一方，云生大黄一两，杜仲五钱，熟石膏八钱，青盐一两，合研为末，值余牙痛颇剧，用此方顿瘥，则真擦牙之第一也。

案：此一段前先载宋英宗固齿并衄血一方，系抄自《云烟过眼录》① 云。

冰 黄 散

童石塘曰：古方中有冰黄散，以治牙痛最灵。用牙硝三钱，硼砂三钱，明雄黄二钱，冰片一分五厘，麝香五厘，合共为末，每用少许擦牙，有神效。

物入肺管

《一斑录》② 云：常昭城中有巨姓子，甫七八岁，于四月食鲜蚕豆，以最大一粒弄于口，不料气吸而入于肺管。即时委顿发喘，医皆束手。自薄暮至夜半，竟死。其家只此一子，母悲悼不已，未久亦亡。惜其时未有喻其理者，但捉儿两足使倒悬，则所入之豆，一咳即出，本非药可治，何用延医。三十年前，珍门庙有小儿食海蛳，误吸其壳入肺管，又七八年前，有家仆之子十岁，亦吸海蛳壳入肺管，并延至月余日而死，皆不知治法而贻误也。

小儿豆误塞鼻

又云：小儿以豆误塞鼻管而不能出，但将此儿两耳与口掩

---

① 云烟过眼录：宋代周密撰，中国第一部以著录私家藏画为主要内容兼录南宋皇室部分藏品的著作。

② 一斑录：又名《醒世一斑录》，清代郑光祖撰，笔记体著作。

紧，不使通气，乃以笔管吹其无豆鼻孔，则豆必自出去之，甚易矣。

小儿脱肛不收

用不落水猪腰，破一缺如荷包，中入升麻，湿纸厚包，煨熟去升麻，令儿吃腰子。俟药性到后，以温水洗，肛自收。

鼻　血

降香、三七、槐花米各二钱，小生地五钱，煎服，立止。

产妇胎衣不下

鲜荷叶剉碎，浓煎，服即下。

又一方：用日用酒瓶口，一吹即下。

鱼骨鲠

威灵仙、桔梗各五钱，黄酒煎，冲黄糖服，立下。

蛇咬蜂螫

鲜梧桐叶嚼涂之。又方：用牛粪敷之亦效。

祛邪灵药

于莲亭《闻见录》① 云：有客言人被邪蛊惑者，但用鳖甲和苍术烧之，其邪自退。试之屡验。

---

① 闻见录：即《铁槎山房闻见录》，清代于克襄（字贻芳，号莲亭）撰，笔记体著作。

《气类编》①：越民高氏妻病恍惚谵语，亡夫之鬼凭之，其家烧苍术，鬼遽去。

平胃散能去邪

《广群芳谱》载《夷坚志》②云：江西一士为女妖所染，其鬼将别，曰：君为阴气所侵，必当暴泄，但多服平胃散为良。中有苍术能去邪也。

浚井纳苍术辟瘟气

《水南翰记》：范文正公所居宅，必先浚③井，纳青术数斤于其中，以辟瘟气。案：此则《泊宅编》亦载之。

雄黄酒不宜多饮

吾乡每过端午节，家家必饮雄黄烧酒，近始知其非宜也。《一斑录》云：雄黄能解蛇虺诸毒，而其性最烈，用以愈疾多外治，若内服只可分厘之少，更不可冲烧酒饮之。有表亲钱某于端午大饮雄黄烧酒，少时腹痛如服砒信。家众误认为痧，百计治之。有知者云：雄黄性烈，得烧酒而愈烈，饮又太多，是亦为患也。急觅解法，而已无及矣。

---

① 气类编：为《类编》之误。《本草纲目·草部·术》："人家往往烧苍术以辟邪气。《类编》载越民高氏妻，病恍惚谵语，亡夫之鬼凭之。其家烧苍术烟，鬼遽求去。"当是句读之误。《类编》为《类编图经集注衍义本草》的简称。

② 夷坚志：南宋洪迈撰，笔记体著作。

③ 浚（jùn 俊）：疏通，挖深。

服 核 桃

核桃补下焦之火，亦能扶上焦之脾①，但服之各有其法。旧闻曾宾谷先生每晨起必啖核桃一枚，配以高粱烧酒一小杯，须分作百口呷尽，核桃亦须分作百口嚼尽。盖取其细咀缓嚼，以渐收滋润之功，然性急之人往往不能耐此。余在广西，有人教以服核桃法：自冬至日起，每夜嚼核桃一枚，数至第七夜止。又于次夜，如前嚼，亦数至第七夜止。如是周流，直至立春日止。余服此已五阅年所，颇能益气健脾，有同余服此者，其效正同。闻此方初传自西域，今中土亦渐多试服者，不甚费钱，又不甚费力，是可取也。

服 海 参

余抚粤西时，桂林守兴静山体气极壮实，而手不举杯，自言二十许时因纵酒得病几殆，有人教以每日空心淡吃海参两条而愈，已三十余年戒酒矣。或有效之者，以淡食艰于下咽，稍加盐酒，便不甚效。以上《浪迹丛谈》

《闽小记》载：闽中海参色独白，与胶州、辽海所出异，味亦薄劣不足尚也。潍县一医语予云：参益人，沙、元、苦参性各异，然皆兼补。海参得名，亦以能温补也。人以肾为海，此种生北海咸水中，色又黑，以滋肾水，求其类也。生于土者为人参，生于水者为海参。故海参以辽海产者为良，人参像人，海参像人势②，其力不在参下。说亦近理。

---

① 上焦之脾：疑为"中焦之脾"之误，下云"颇能益气健脾"，据义当是言核桃能够扶脾。

② 人势：阴茎。

百 岁 酒

余在甘肃晤齐礼堂军门，慎授一药酒方，谓可治聋、明目、黑发、驻颜。余服之一月，目力顿觉胜前。其方用：

蜜炙箭芪二两　当归一两二钱　茯神二两　熟地一两二钱　生地一两二钱　党参一两　麦冬一两　茯苓一两　白术一两　肉桂六钱　五味八钱　枣皮一两　川芎一两　羌活八钱　龟胶一两　防风一两　枸杞一两　广皮一两

凡十八味，加红枣二斤，冰糖二斤，泡高粱烧二十斤，煮一炷香时，或埋土中七日更好，随量饮之。此名"周公百岁酒"，军门云其方得自塞上周翁，自言服此方四十年，寿已逾百岁，家中三代皆服此酒，相承无七十岁以下人。余至粤西，刊布此方，僚采①军民，服者皆有效，遂名"梁公酒"。有名医熟玩此方，久而憬然曰：水火既济，真是良方，其制胜全在羌活一味。此所谓"小无不入，大无不通，非神识神，手莫能用"，此也。

治喉鹅方

黄霁青曰：族兄秋坪室钱氏，素患喉鹅。喉鹅者，喉间起泡肿痛，甚者两两胀塞，名为双鹅，勺水不能下咽。治稍迟缓，呼吸气闭，往往致毙。钱所患类是，屡治屡发，恒苦之。秋坪尝自粤东归于江山舟次，闻同舟人有谈奇证及治喉鹅方者云：断灯草数茎，缠指甲就火薰灼，俟黄燥，将二物研细，更用火

---

① 僚采：同僚。

逼①壁虱即臭虫十个，一并捣入为末，以银管向所患处吹之，极有神效。因关心而默记焉。及归，钱恙复发，较前尤剧，医者束手。忆及舟次所闻之方，亟依法制治，数吹后则双泡忽溃，呕吐脓痰碗许，旋即平复，嗣是遂不复发。秋坪叹为神效，真不啻仙方云。按：指甲、灯草，乃喉症应用之品，至合壁虱为三味，则古方所未有，不知所述者从何处得来耳。

治喉间初觉胀满方

喉间方觉胀满起泡者，急以食盐自搓手掌心，盐干复易新盐搓之，数刻即消。此亦极简便之方，而极有效，曾屡经试验者也。

治痰迷谵语方

李葛峰太守景峄曰：凡谵语者，皆心为痰所摇。应用鲜猪心一具，将辰砂一钱，甘遂二钱，合研为末，藏猪心中，外用牛粪煨热，取出药末，和作两丸。再将猪心煮汁，和丸吞下，即愈。时苏州有人患此迷病，服此方而愈，李所目击，故转以告余，因记之。

止血补伤方

姚伯昂总宪《竹叶亭杂记》②曰：余侄婿张子畏太守星官农部时，赴圆明园画稿，车覆，舆夫为轮所压伤，两肾子俱出，以为无救也。余适在朝房，以语申镜汀前辈《申亟录》一方见

① 逼：用同"煏"。用火烘干。
② 竹叶亭杂记：清代姚元之（字伯昂，号竹叶亭生）撰，笔记体著作。

示，且言：昔亲见两舟子持篙相斗，篙刺额角而穿，以此药敷治之而愈。其药止痛止血，且不必避风。余急照方配药，令舆夫敷之，半月而愈。嗣治刀箭、马踢、跌伤，无不验。方用生白附子十二两，白芷、天麻、生南星、防风、羌活各一两，各研极细末，就破处敷上。伤重者用黄酒浸服数钱，青肿者用水调敷上，一切破烂皆可敷之，即愈。地方官若能于平时预制，以治斗殴伤，可活两命，价不昂而药易得，亦莫便之阴功也。以上《归田琐录》

案：此方《洗冤录》及《吏治》等书多载之。余守台郡时，有邮寄此方者，余重锓板①，不惟台属六邑皆预制此药，而汉澄弟亦照方制药以济人，至今不辍。

牙槽风颌穿 附治消渴方

刘汉卿郎中患牙槽风，久之颌穿，脓血淋漓，医皆不效。在维扬有邱经历，益都人，妙针法，与针委中穴及女膝穴②，是夕脓血即止，旬日后颌骨蜕去，别生新者。其后张师道亦患此证，亦用此法针之而愈，殊不可晓也。邱尝治消渴者，遂以酒醅作汤饮之而愈，皆出于意料之外也。委中穴在腿腘③中，女膝穴在足后跟，俗言"丈母腹痛灸女婿脚后跟"，乃舛④而至此，亦女膝是也。然《灸经》无此穴，又云女须穴。《癸辛杂识》

---

① 锓（qǐn 寝）板：刻书。
② 女膝穴：奇穴，又名女须，位于足后跟，跟骨中央，当跟腱附着部下缘处。
③ 腘（qiū 秋）：股胫之间。
④ 舛（chuǎn 喘）：错误，错乱。

论　针

古者针砭之妙，真有起死之功。盖脉络之会，汤液所不及者，中其腧穴，其效如神，方书传记所载不一。昔唐长孙后怀高宗将产，数日不能分娩。诏医博士李洞元候脉，奏云：缘子以手执母心，所以不产。太宗问曰：当何如？洞元曰：留子母不全，母全子必死。后曰：留子，帝业永昌。遂隔腹针之，透心至手，后崩，太子即诞。后至天阴，手中有瘢。庞安常视孕妇难产者，亦曰：儿虽已出胞，而手执母肠胃，不复能下，扪儿手所在，针其虎口，儿既痛即缩手而生。及观儿虎口，果有针痕。近世屠光远亦以此法治鄱阳酒官之妻，三人如出一律，其妙如此。盖医者意也，一时从权，有出于六百四十九穴之外者。

《脞说》载：李行简外甥女适①葛氏而寡，次嫁朱训，忽得疾如中风状。山人曹居白视之，曰：此邪疾也。乃出针刺其足外踝上二寸许，至一茶久，妇人醒。曰：疾平矣。始言每疾作时，梦其故夫引行山林中，今早梦如前，而故夫为棘刺刺足胫间，不可脱，惶惧宛转，乘间乃得归。曹笑曰：适所刺者入邪穴也。此事尤涉神怪，余按《千金翼》有刺百邪所病十三穴，然则居白所施，正此耳。

今世针法不传，庸医野老道听涂说，勇于尝试，非惟无益也。比闻赵信公在维扬制阃②日，有张老总管者，北人也，精于用针，其徒某得其粗焉。一日，信公侍姬苦脾血疾垂殆，时

---

① 适：女子出嫁。
② 制阃（kǔn捆）：统领一方军事。

张老留旁郡，亟呼其徒治之。某曰：此疾已殆，仅有一穴或可疗。于是刺足外踝二寸徐①，而针为血气所留，竟不可出。其徒仓皇请罪曰：穴虽中而针不出，此非吾师不可，请急召之。于是命流星马宵征，凡一昼夜而张至，笑曰：穴良是，但未得吾出针法耳。遂别于手腕之交刺之，针甫入而外踝之针跃而出焉。即日疾愈，亦可谓奇矣。

古者以石为针，必不用铁。《说文》有此"砭"字，许慎云：以石刺病也。《东山经》云：高氏之山多针石。郭璞云：可以为砭针。《春秋》：美疢不如恶石②。服子慎注云：石，砭石也。季世③无复佳石，故以铁代之耳。以上《齐东野语》

案：以上四则，《齐东野语》作一段，余删节分四则书之，又特录于《癸辛杂识》论针法后。

寒气腹痛紧阴危笃

治寒气腹痛紧阴危笃者，急饮热酒，外用葱熨法：葱白碗粗一束，麻绳缠住，切去头尾，留中一寸厚，放在脐中，上盖片布，以熨斗贮火熨之，令热气入腹。葱坏再换，以汗出痛止为度。

治　鼻　赤

病鼻赤者，乃阳明经胃火上炎。一方只食盐一味，研细，

---

① 徐：《齐东野语》作"余"。
② 美疢（chèn 趁）不如恶石：美言疾病，不如用砭石去治疗疾病。比喻明知有害而一味顺从，不如严厉批评。疢：病。石：砭石，古代用以治病的石针。
③ 季世：后世。

每晨起撮少许擦齿，噙水荡漱，旋吐掌中，掬以洗面，行之月余，鼻色复旧，且有益于齿。

儿生不啼

儿生堕地不啼，击水瓢迫猫令叫，即啼。

小儿急慢惊风

痰涎壅盛，塞于咽喉，其响如潮，名曰潮涎。但用金星礞石火煅过，研细末，入生薄荷汁内，少加蜂蜜调和，温水服之，良久其药自裹痰从大便出，屡试得效。如慢惊症，少加青州白丸数粒更妙。

出箭头铅子方

刘荐叔曰：近日行伍中惟以干苋菜与沙糖涂之，能出一箭头与铅炮子，此常验者。古方所未载也。

疯狗毒蛇咬伤

凡疯狗毒蛇咬伤者，只以人粪涂伤处，新粪尤佳，诸药不及此。

治蜂螫 二方

蚯蚓粪能治蜂螫。余少时摘黄柑，为游蜂所毒，急以井泉调蚯蚓粪涂之，其痛立止。闻之昔人纳凉，檐际见石蜂为蛛网所罥①，蛛出取蜂受螫而堕，少苏爬沙墙角，以后足抵蚯蚓粪

---

① 罥（juàn 倦）：挂。

掩其伤，须臾健行，卒啖其蜂于网。信乎物亦有知也。沈存中《笔谈》亦记一事，与此相类，但谓以芋梗耳。姑试之。

《梦溪笔谈》载：处士刘易隐居王屋山，尝于斋中见一大蜂罥于蛛网，蛛搏之，为蜂所螫坠地，俄顷蛛鼓腹欲裂，徐行入草，蛛啮①芋梗微破，以疮就啮处磨之，良久腹渐消，轻躁如故。自后，人有为蜂螫者，挼②芋梗傅之，即愈。

治天蛇毒方

又载：治天蛇毒方。予家祖茔③在钱塘西溪，尝有一田家忽病癞，通身溃烂，号乎欲绝。西溪寺僧识之，曰：此天蛇毒耳，非癞也。取木皮煮饮一斗许，令其恣饮。初日疾减半，两三日顿愈。验其木，乃今之秦皮也。然不知天蛇何物，人遭其螫，仍为露水所濡，乃成此疾。露涉者亦当戒之。按天蛇，其大如箸而扁，长三四尺，色黄赤，多生于幽隐之地，遇骤雨后则出，越人深畏之。以醋洗之则消，或以石灰糁之，亦缩死。

治 蛇 咬

《广群芳谱》载：相国张文蔚庄内有鼠狼穴，养四子，为蛇所吞。鼠狼雌雄情切，乃于穴外坌④土壅穴，俟蛇出头，度其回转不便，当腰咬断，而劈腹衔出四子，尚有气，置于穴外，衔豆叶嚼而敷之。后人以豆叶治蛇咬，盖本于此。

案：以上数方治蜂螫、蛇咬，特连缀录之，且以见物皆有

---

① 啮（niè 聂）：咬。
② 挼：揉搓。
③ 茔（yíng 盈）：坟墓。
④ 坌（bèn）土：翻起或松动泥土。

知也。

食栗子方

栗惟兖州、宣州者最胜，一球数颗，其中扁者谓之栗楔，能治肾虚腰脚无力。以袋盛之风处，俟干，每旦吃十余颗，次吃猪腰以助之，久必强健。盖风干者胜于日暴，而火煨、油炒胜于煮蒸，仍须细嚼连液香咽则有益，若顿食致饱反致伤脾。苏子由诗云：老去自添腰脚病，山翁服栗旧传方。客来为说晨兴晚，三咽徐收白玉浆。此得食栗之诀也。以上《寄园寄所寄》

治 肺 痈

《图经本草》曰：合欢，夜合也，一名合昏。韦宙《独行方》①：胸中甲错，是为肺痈，黄昏汤治之。取夜合皮掌大一枚，水煮服之。《后山诗注》

治心脾痛

宋世士大夫类通医理，好集方书，如今时所传《苏沈良方》最著，亦或见之所撰书中。我祖石林先生《避暑录话》曾载数条，至今有传其法而活人者。偶见张介宾《景岳全书》载一方，名"游山方"，云治心脾痛，此药极奇：叶石林游山，见一小寺颇整洁。问僧所以仰给②者，则曰素无田产，亦不苦求，只货数药以赡。其脾疼药最为流布，有诗云：草果元胡索，灵脂并没药，酒调一二钱，一似手拈却。上等分，末，每服三钱，

---

① 独行方：又名《集验独行方》，唐代韦宙撰。
② 仰给：依靠别人供给。

不拘时，温酒制下。景岳载此方，上标"良方"二字，盖识其所自采按。《苏沈良方》之外，据书录解题所列"某氏方"，"某氏方"南宋复有数家，此"游山方"不知采自谁氏。今检石林公遗箸①诸种，皆无之，或在所佚《玉涧杂书》中耶？《鸥陂渔话》

治大肠秘固

蔡元长苦大肠秘固，医不能通。盖元长不肯服大黄等药故也。时史载之未知名，往谒之，阍者②龃龉③，久之乃得见。已诊脉，史欲示奇，曰：请求二十钱。元长曰：何为？曰：欲市紫菀耳。遂市紫菀，末之以进，须臾遂通。元长大惊，问其说。曰：大肠，肺之传送。今之秘无他，以肺气浊耳。紫菀清肺气，此所以通也。此古今所未闻，不知用何汤下耳。《北窗炙輠录》④

案：阮文达公《四库未收书目提要》列《史载之方》二卷，云是编传本甚希。施彦执《北窗炙輠录》称其治蔡元长疾，以此得名。文达又谓：所作《为医总论》，阐发甚明，各推其因、证、主治之法，精核无遗，较诸空谈医理者固有别焉。余录《提要》云，正为史载之治疾之一证，卷一末载"治食挂"一则，并可见其因、证、主治之法矣。

---

① 箸：通"著"。撰写。《史记·叔孙通列传》："及稍定汉诸仪法，皆叔孙生为太常所论箸也。"

② 阍（hūn 昏）者：守门人。

③ 龃龉（jǔyǔ 咀语）：牙齿不齐，上下不和，比喻抵触不合。

④ 北窗炙輠（guǒ 果）录：宋代施德操撰，笔记体著作。"炙輠"典出《史记·孟子荀卿列传》："谈天衍，雕龙奭，炙輠过髡。"輠是车辆上盛润滑油的器具，炙輠是说輠虽经烤炙，犹有余膏，比喻辩士淳于髡善于议论，智慧无穷。

雷公炮炙论

《雷公炮炙论》载一药而能治重疾者，今医家罕用之，聊志于此。其说云：发眉堕落，涂半夏而立生；目辟眼䁰①，有五花②而自正；脚生肉柷③，裈④系萆根；囊皱㵞⑤多，夜煎竹木；体寒腹大，全赖鸤鹉；血泛经过，饮调瓜子；咳逆数数，酒服熟雄；遍体疹风，冷调生侧；肠虚泄利，须假草零；久渴心烦，宜投竹沥；除癥去块，全仗硝硇⑥；益食加觔，须煎芦朴；强筋健骨，须是苁蟮；驻色延年，精蒸神锦；知疮所在，口点阴胶；产后肌浮，甘皮酒服；脑痛，鼻投硝末；心痛，速觅延胡。凡十八项。谓眉发堕落者，炼生半夏茎，取涎涂发落处，立生。五花者，五加皮也，叶有雄雌，三叶为雄，五叶为雌，须使五叶者作末，酒浸用之，目䁰者正。脚有肉柷者，取莨萆根系裈带上，永痊。多小便者，煎草薢服之，永不夜起；患腹大如鼓，米饮调鸤鹉末服，立枯如故；血泛行者，捣甜瓜子仁作末，去油，饮调服之，立绝。咳逆者，天雄炮过，以酒调一钱匕服。疹风者，侧子附子旁生者作末，冷酒服。虚泄者，捣五倍子末，

---

① 䁰：目不正。
② 五花：五加皮的别名。
③ 柷（cì 刺）：疔疖之类。
④ 裈（kūn 昆）：蒙裆短裤。
⑤ 㵞：小便。
⑥ 硇（náo 挠）：矿物药，为卤化物类矿物硇砂的晶体。

熟水下之。癥块者，以硇砂、硝石二味，乳钵中研作粉同煅耳，酒服，神效。不饮者并饮酒少者，煎逆水芦根并厚朴二味汤服之。苁蓉并鳝鱼作末，以黄精汁圆服之，可力倍常日也。黄精自然汁拌，细研神锦，于柳木甑①中蒸七日耳，以蜜圆服，颜貌可如幼女之容色。阴胶即是甑中气垢，点少许于口中，即知脏腑所起，直彻至住处知痛，足可医也。产后肌浮，酒服甘皮立枯。头痛者，以硝石作末，纳鼻中，立止。心痛者，以延胡索作散，酒服之。《容斋四笔》

治癣疥

姚欢年八十余，以安南军功迁雄略指挥使，老于黄州，须发不白。自言年六十岁患癣疥，周匝顶踵，或教服黄连遂愈，久服故发不白。其法以黄连去须，酒浸一宿，焙干为末，蜜圆如梧桐子大，空心日于临卧酒吞下二十粒。

煮松脂法

松脂以真定者为良，细布袋盛，渍水一日，沸汤煮，浮水面者以新竹笊篱掠取，投新水中。久煮不出者，皆弃不用。入生白茯苓末，不制但削去皮，捣罗细末耳。拌匀，每晨取二钱分着口中，用少熟水搅漱，仍以指如常法熟揩齿毕，更啜少熟水咽之，仍以漱吐如常法，能牢牙、驻颜、乌髭也。以上《东坡志林》

---

① 甑（zèng 赠）：古代蒸饭用的一种炊具。

洁齿戒用苦参

予尝苦腰重，久坐则旅距①十余步然后能行。有一将佐见予曰：得无用苦参洁齿否？予时以病齿，用苦参数年矣。曰：此病由苦参入齿，其气伤肾，能使人腰重。后有太常少卿舒昭亮用苦参揩齿，岁久亦病腰。自后悉不用苦参，病皆愈。此皆方书旧不载者。《梦溪笔谈》

解煤炭毒

德州冯舍人廷魁，字大木，予同年之子也，中康熙壬戌进士，诗名书法擅绝一时。庚辰秋九月十六之夕，尚与客谈宴，中夜忽中煤炭毒以卒，质明②仆辈始知之。盖京师煤炭皆有毒，惟室中贮水盆盎③中，毒即解。又《续夷坚志》云：河中④人赵才卿言煤炭熏人，往往致死，临卧削芦菔⑤一片着火中，即烟不能毒人。如无芦菔时，预干为末用之亦佳。

临睡时切勿着生煤炭，是为至要，自免毒人矣。

阿魏散治骨蒸传尸劳喘嗽 附茯苓汤方

阿魏散治骨蒸传尸劳寒热羸弱喘嗽方，亦载《续夷坚志》。阿魏三钱，研，青蒿一握，细切，向东桃枝一握，细剉，甘草如病人中指许大、男左女右，童便二升半，先以童便隔夜浸药，

---

① 旅距：亦作"旅拒"，抵住，顶着。距，《梦溪笔谈》作"拒"。
② 质明：天刚亮的时候。
③ 盎：腹大口小的容器，《说文》："盎，盆也。"
④ 河中：地名，原为蒲州，在今晋西南。
⑤ 芦菔：即萝卜。

明早煎一大升，空心温服，服时分为三次，次服调槟榔末三钱，如人行十里许时，再一服。丈夫病用妇人煎，妇人病丈夫煎，合药时忌孝子、孕妇、病人及腥秽之物，勿令鸡犬见。服药后忌油腻、湿面、诸冷硬食物。服一二剂即吐出虫，或泄泻，更不须服余药。若未吐利，即当尽服之。或吐或利出虫，皆如人发、马尾之状，病即瘥。又云：此方得自神授，随手取效。陵川进士刘俞字彬叔传：吐利后虚赢魂魄不安，须以茯苓汤补之：茯苓、茯神各一钱，人参三钱，远志去心三钱，龙骨二钱，防风二钱，甘草三钱，麦门冬去心四钱，犀角五钱，剉为末，生干地黄四钱，大枣七枚，水二大升，煎作八分，分三服温下。如人行五里许时，更一服，谨避风寒。若未安，隔日再作一剂。以上二方须连服之。

治发背脑疽一切恶疮初起时

采独科①苍耳一根，连叶带子细剉，不见铁器，用砂锅熬水二大碗，熬及一碗。如疮在上，饭后徐徐服，吐出，吐定再服，以尽为度。如疮在下，空心服，疮自破出脓，以膏药傅之。京兆张伯玉榜示传人，后昆仲皆登第。

治一切恶疮瓜蒌方

又：治一切恶疮，服瓜蒌方。悬蒌一枚去皮，用穰及子，生姜四两，甘草二两横文者佳，细切，用白灰酒一碗，煎及半，浓服之。煎时不见铜铁。患在上食后服，在下空心服，亦见《续夷坚志》。又云：张户部林卿说：有加大黄或木香，或乳香、

---

① 科：用同"棵"。量词，用于植物。

没药者，病疮先须疏利，次用瓜蒌方，日以乳香、绿豆粉温下三五钱，防毒气入腹；外更以膏涂傅之，自无不愈。以上《居易录》

案：《居易录》各方已录在卷二，此数方俱见《续夷坚志》，故另录之。

治寸白虫

蔡定夫戡之子康积苦寸白虫为孽，医者使之碾槟榔细末，取石榴根东引者煎汤，调服之。先炙肥猪肉一大脔，置口内咽咀其津膏而勿食。云此虫惟月三日以前其头向上，可用药攻打，余日则头向下，纵有药皆无益。虫闻肉香，起哑唼之意，故空群争赴之。觉胸前有万箭攻钻，是其候也，然后饮前药。蔡悉如其戒，不两刻，腹中鸣雷，急凑厕，虫下如倾。命仆以杖挑拨，皆连绵成串，几长数尺，尚蠕蠕能动，举而抛于溪流，宿患顿愈。此方亦载《集验》中。蔡游临安，为钱仲本说，欲广其传，以济天下后世云。

治误吞水蛭

宁国人卫承务者，家素富，惟一子年少，好狎游，忽得疾，羸瘦如削，众医以为瘵①，治疗三年，愈甚无益。适刘大用过县，邀往视之，切其脉，亦谓瘵症，凡下药月余，略无效。问其致疾之因，久乃肯言曰：尝以六月间饮娼家，与娼喧争，迨醉不复登榻，独困卧黑桌上，稍醒而渴，求水不可得，其前有菖蒲，盆水极清洁，而饮之，自是疾作。刘默喜，密遣仆掘田

① 瘵（zhài债）：病，多指痨病。

间淤泥，以水沃濯，取清汁两盏置几上，令随意而饮。卫子素厌苦其疾，不以秽为嫌，一饮而尽。俄肠胃间攻转搅刺，久之始定。续投以宣药百粒，随即洞泄下水蛭六十余枚，便觉胸抱豁然。刘曰：此盖盆中所误吞也。蛭入人腹，藉膏血滋养，蕃育①种类，每粘着五脏，牢不可脱。然久去污渠，思其所嗜，非以此物致之不能集也。卫子虽去其病，然尪劣无力，别施药补理，至八十日乃平复。

食梨清背疽<small>又治风疾</small>

扬州名医杨吉老，其术甚著。其郡一士人状若有疾，莫能名其何等病苦，往谒之。杨曰：君热证已极，气血消烁且尽，自此三年，当以背疽死，不可为矣。士人不乐而退，闻亲识间说茅山观中一道士，于医术通神，但不肯以技自名，未必为人致力。士人心计交切，乃衣童隶之服，诣山拜之，愿执薪水之役于席下。道士喜留置弟子中，诲以读经，昼夕只事左右，颐指如意。历两月久，觉其与常隶别，呼叩所从来。始再拜谢过，以实白之。道士笑曰：世间那有医不得病，汝宜试以脉示我。才诊视，又笑曰：汝便可下山，吾亦无药与汝，但日日买好梨一颗，如生梨已尽，则取干者泡汤饮之，仍食其滓，此疾当自平。士人归，谨如其戒。经一岁，复往扬州，杨医见之，惊其须貌腴泽、脉息和平，谓之曰：君必遇异人，不然岂有痊安之理。士人以告，杨立具衣冠，往茅山焚香设拜，盖自咎学之未至也。《北梦琐言》载：医者赵鄂云：一朝士②患风疾甚危，只

----

① 蕃育：繁衍。
② 朝士：职官名，泛指中央官员。《周礼·秋官·朝士》："朝士掌建邦外朝之法。"指掌外朝官次和刑狱等的职官。

有一法，请剩①吃消梨②，不限多少，如咀齕③不及，捩汁而饮，或希万一。用其言遂愈。此意正同。

治前后便溲不通

饶医熊彦诚④年五十五岁，病前后便溲不通，五日腹胀如鼓，同辈环坐候视，皆不能措力。与西湖妙果僧慧月相善，遣信邀至诀别。月惊驰而往，过钓桥逢一异客，风姿潇洒出尘，揖之曰：方外高士，何子子走趋如此？月曰：一善友久患闭结，势不可料，急欲往问之。客曰：此易事耳，待奉施一药。即脱靴入水，探一大螺而出，曰：事济矣。持抵其家，以盐半匕和壳生捣碎，置病者脐下一寸三分，用宽帛紧系之，仍办器以俟其通。月未深以为然，姑逊谢之而前。及见熊昏不知人，妻子聚泣，诸医知无他策，漫使试之。曾未安席，眘然暴下。医愧叹而散。月归访异人，无所见矣。熊后十六年乃终。白石董守约以脚气攻注为苦，或教之搥数螺傅两股上，便觉冷气趋下至足，既而亦安。

治 消 渴

临川人苦消渴，累岁更十名医不效。尝坐茶坊，见道人行乞，漫呼与茶，又具饭，问其有何术。对曰：无所能，只收得

---

① 剩：多，尽管，无限制。宋代方岳《最高楼》："多种竹，剩栽梅。"宋·欧阳修《蝶恋花》："老去风情应不到，凭君剩把芳尊倒。"

② 消梨：即香水梨，产于宁夏。《重纂靖远卫志》载："香水梨，即消梨也。他处不多见，深秋成熟，咀嚼无渣，至冬春间冻释成汁，天然甘美，诚珍品也。"

③ 齕（hé 河）：咬。

④ 熊彦诚：南宋时杭州名医。

几道药方耳。主人喜，复问有治消渴方乎？曰：正有之，用苦楝根、新白皮一握，切焙，入麝香少许，以两盏水煎一半，空心饮之，虽困顿一二日，然疾可愈。乃延留之，而方服药，下虫三四条，状如蛔而真红色。以语道人，道人曰：尚有食虫三条，不必再服，恐取尽则困不可支。自此渴困顿止，卧而将理，再宿脱然。

治老年患痢

汪经以术显于时，与邑士徐圣俞厚善，庆元乙卯重九日相遇于村店，临别曰：后二年当复会于县市，正恐不能从款尔。徐怪而诘之，汪云：太夫人星数①，到彼时必有脏腑之疾，当逢异人而安。及丁巳岁，就馆②县市士人家，汪果来访。阅③两日，得仆报母患痢。母年七十六矣。正忧恼间，崇圣长老慧月闻之，抄一方来。其方用罂粟壳七颗，乌梅七个，陈橘皮七片，皆如常法，而甘草七寸炙其半，生姜七片煨其半，黑豆四十九粒炒其半，用井水大碗加小罐内，文武火熟煮而饮。徐即买药，奔归家已及三鼓，即治药，一服痛止，再服脱然。

治　翻　胃

淳熙元年冬，密侄自鄱阳往四明，过婺州义乌县，两舍晚泊，逆旅倏有野服者坐于旁。扣其何人，曰：邑医孙道也，工疗眼疾。密与之语，孙曰：君当是贵家子弟，必藏好方书，愿

①　星数：星命，运数。
②　就馆：受聘家塾教书。馆，旧指教学的地方。
③　阅：经历。

畀①我一二，或可为人起疾。密素秘翻胃一方，即口授之。其法用天一附子②，去其盖，刳③中使净，纳丁香四十九粒，复以盖覆之，线缚之，着置银石器中，浸以生姜自然汁，及盖而止，慢火煮干，为末。朝抄一钱匕掺舌上，漱津下之。若烦渴则徐食粥糜，忌油腻生冷。孙喜书之于策。未几，州钤辖④苦此病危甚，孙为之拯治，正用前方，数服而愈。

羊肝丸治失明

明州定海人徐道亨善相法，父没之后，奉母同游四方，事之尽孝。初到奉州，宿于逆旅，间患赤眼而食蟹，遂成内障，欲进路不能。素解暗诵《般若经》，出丐市里，所得钱米仍持归养，凡历五年。忽夜梦一僧，长眉大鼻，托一钵盂，盂中有水，令徐掬以洗眼。复告之曰：汝此去当服羊肝丸一百日。徐知为佛罗汉，既而下拜，愿乞赐良方，曰：用净水洗夜明砂一两，当归一两，蝉壳一两，木贼去节一两，共碾为末，买羊肝四两，白水熟煮，烂捣如泥，然后入前药拌匀，丸如梧子大，每食后以温熟水下五十粒。语毕，徐敬书于片纸，如不病者，款然而寤，已似微有所睹，见梦中所书在侧。即如方制药，服之满百日，复旧，与母还乡。

治头软硝毒留积所致

临安西湖上兴教寺一僧，年方四十余岁，得头软之疾，扶

① 畀（bì 必）：给予。
② 天一附子：《夷坚志》作"一大附子"，义胜。
③ 刳（kū 哭）：从中间破开再挖空。
④ 钤（qián 前）辖：官名，也叫兵马钤辖。以朝官及诸司使以上充任，官卑资浅者称钤辖。

之则仰，按之则俯，拥之左则左，移之右则右，非他人运转辄终日不动，股足亦无力，不能行也。凡困顿逾月，易二十医，皆以为中风天柱软，而投药并不效。中官王押班与之厚，招京师人刘道中往视之。刘探所用医，其技半出己上，其半不如，虽议论不相同，而大较不过求之风证。乃扣之曰：师须记得，缘何得此疾？僧云：去岁夏天间，以伤暑吐泻，饵“来复丹”两服而愈。思药力之妙，遂每日服百粒，防疾再发。百日不辍，因不疾，姑已之。刘曰：来复丹于劫病诚有功在，法止宜两服，盖其品剂有焰硝，若积之五脏，硝毒发作能令人骨软，师正坐此耳。于是先为除去硝之留积，别处调气丸、嘉禾散、建中汤诸药，缓而解之，不及一月复元。刘之侄昶说，而不肯言去硝名品。

论肺痈_{附方}

予按《圣惠方》云：肺痈者，由寒伤于肺，其气结聚所成也。肺主气，候之皮毛，若伤劳血气，则腠理开而受风寒，其气虚者伤肺，寒搏于血，蕴结成痈，寒极生热，壅积不散，血败为脓。肺处胸间，肺伤于寒则微咳，故肺痈之疾，其人咳而胸内满，隐隐痛，则两脚肿，咽干口燥而渴，时出浊唾腥臭。久久吐脓如粳米粥者，难治也。又有脓而呕者，不可治。其呕脓而止者，自愈。始萌可救，慎勿隐讳。

《兰台轨范》载《外台》“桔梗白散”一方，治咳而胸满、振寒、脉数、咽干而渴、时出浊唾腥臭、久久吐脓如米粥者为肺痈。桔梗、贝母各三分、巴豆一分去皮熬令如脂，上三味为散，强人饮服半钱匕，羸者减之。病在上膈者吐脓血，膈下者泻出。若下多不止，饮冷水一杯则定。

案：《夷坚志》论肺痈一则，而不及治方。余阅《兰台轨范》载治肺痈方，注下论病悉与《夷坚志》同，因附录之，卷中尚有"黄昏汤"及"香油浸白果方"，可试服也。

治喉痈 多食鹧鸪有毒

杨立之自广州府通判归楚州，喉间生痈，既肿溃而脓血流注，晓夜不止，寝食俱废。医者为之束手。适杨吉老来赴，郡守招立之两子走往邀之。至立视良久，曰：不须看脉，已得之矣。此疾甚异，须先啖生姜片一斤，乃可投药，否则无法也。语毕即去。子有难色，曰：喉中溃脓痛楚，岂宜食姜？立之曰：吉老医术通神，其言必不妄。试以一二片啖我，如不能进，则屏去，无害。遂食之，初时殊为甘香，稍复加，益至半斤许，痛处渐已，满一斤始觉味辛辣，脓血顿尽，粥饵入口无滞碍。明日招吉老，谢而问之。对曰：君官南方，必多食鹧鸪，此禽好啖半夏，久而毒发，故以姜制之。今病源已清，无用服他药也。予记唐小说载：魏公暴亡，医梁新诊之，曰：中食毒。仆曰：好常食竹鸡。梁曰：竹鸡多食半夏苗，盖其毒也。命捩生姜汁，折齿而灌之，遂复活。甚与此相类。以上《夷坚志》

案：食竹鸡暴亡事乃一富商，非崔魏公也，洪文敏[1]殆记忆未清耳。因录是说于后。

治多食竹鸡毒

医者，意也。古人有不因切脉随知病源者，必愈之矣。唐

---

① 洪文敏：即洪迈（1123—1202），南宋文学家，字景卢，号容斋，谥文敏，鄱阳（今江西波阳）人，著有《容斋随笔》《夷坚志》等。

崔魏公铉①镇渚宫②，有富商船居，中夜暴亡，迨晓气犹未绝。邻房有武陵医士梁新闻之，乃与诊视，曰：此乃食毒也，三两日得非外食耶？仆夫曰：主公少出船，亦不食于他人。梁新曰：寻常嗜食何物？仆夫曰：好食竹鸡，每年不下数百只。近买竹鸡，并将充馔。梁新曰：竹鸡吃半夏，必是半夏毒也。命捣姜捩汁，折齿而灌之，由是方苏。崔魏公闻而异之，召到衙安慰称奖，资以仆马钱帛，入京致书朝士，声名大振。

治误食一虫

元颃博士话唐时中表间有一妇人，从夫南中效官，曾误食一虫，常疑之，由是成疾，频疗不愈。京城医者忘其姓名，知其所患，乃请主人姨奶中谨密者一人，预戒之曰：今以药吐泻，但以盘盂盛之，当吐之时，但言有一小蛤蟆走去。然切勿令娘子知之，是诳语也。其奶仆遵之，此疾永除。以上《北梦琐言》

治火烧疮方

《苏沈良方》卷末载《北梦琐言》记治火烧疮方：孙光宪家人作煎饼，一婢抱孩子拥炉，不觉落火炉之上，遂以醋泥傅之，至晓不痛，亦无瘢痕。是知俗说亦不厌多闻。

案：商氏《稗海》暨卢见曾《雅雨堂集》所刻《北梦琐言》二十卷，遍查无此一则，想年久散佚，苏沈得见全本耳。因附录《北梦琐言》后。

① 崔魏公：即崔铉，字台硕，博州（今山东聊城）人，唐朝宰相，封魏国公。

② 渚宫：代指江陵。

治喉中噎_{又治多食山鸡鹧鸪毒}

《江表志》载：吴廷绍为太医令，先主因食饴喉中噎，医莫能为。廷绍独谓当用楮实汤，一服疾良已。冯延巳苦脑中痛，廷绍密诘厨人曰：相公平日嗜何等？曰：多食山鸡、鹧鸪。廷绍曰：吾得之矣。投以甘豆汤，亦愈。或叩之，答曰：噎因甘起，故以楮实汤治之。山鸡、鹧鸪皆食乌头、半夏，故以甘豆汤解其毒耳。闻者大服。《焦氏类林》

食药勿食鹧鸪

《皇华纪闻》：鹧鸪入网罗辄死，不可为笼筼①之玩。粤人以充庖俎，其肉化痰，云鹧鸪专食半夏故也。又食药勿食鹧鸪，力可解药，亦能解毒。

产后痉病

妇人疾莫大于产蓐，仓卒为庸医所杀者多矣，亦不素讲故也。旧尝见杜任作《医准》一卷，记其平生治人用药之验。其一记郝质子妇产四日，瘈疭、战眼②、弓背反张，任以为痉病，与大豆紫汤、独活汤而愈。政和间，予妻才分娩，犹在蓐中，忽作此证，头足反接，相去几二尺，家人惊骇，以数婢强拗之不直。适记所云，而药囊有独活，乃急为之。召医未至，连进三剂，遂能直，医至则愈矣。更不复用大豆紫汤。古人处方神验类尔，但世用之不当其疾，每易之自是。家人有临乳者，应

---

① 笼筼（nǔ 努）：鸟笼。
② 战眼：《避暑录话》作"戴眼"，指目睛上视而不能转动的症状。

所须药物必备，不可不广告人。二方皆在《千金方》第三卷内。
《避暑录话》

余无《千金方》一书，因查妇科产后诸症，见傅青主先生《女科》书《产后编》有"类痉"一条，亟录于下。

产后汗多，即变痉者，项强而身反，气息如绝，宜速服加减生化汤_{专治有汗变痉者}。

川芎一钱　麻黄根一钱　当归四钱　附子一片　桂枝五分　人参一钱　炙草五分　羌活五分　天麻八分　羚羊角八分

如无汗类痉者中风，用：川芎三钱　当归一两_{，酒洗}、枣仁　防风_{俱无分量}

余检查"痉"字，《音义广韵》：其颈切。《集韵》：巨井切。并音"泾"。《说文》：强急也。考《内经》：诸痉项强，皆属于湿。方书以中寒湿、发热恶寒、颈项强急、身反张如中风状，或瘈纵①口张，为痉。

又查顾惕斋《胎产集要》载有中风、发痉二则并治方，亦录于下。

产后为风邪所中，角弓反张，口噤不开，名曰"蓐风"。用药不得大发汗，并忌转泻吐利，必死无疑。华佗愈风散最妙。

华佗愈风散　治产后中风，口噤，手足抽掣，及角弓反张，或血晕不省人事，四肢强直，或心头倒筑，吐泻欲死。

荆芥穗_{去梗焙干为末}

每服三钱，童便调下，口噤则挑牙灌之。或将荆芥以童便煎，徐徐灌入鼻中，其效如神。

---

①　瘈纵：同"瘛疭"，指手足忽伸忽缩、抽动不已的症状。汉代王符《潜夫论·忠贵》："哺乳太多，则必瘈纵而生瘸。"瘈谓手足牵引；纵谓手足瘈引而乍又舒缓。《说文·系部》："纵，缓也。"

若临产努逼劳伤阳气，阳气亏极无以养筋，为风邪所感，以致牙关紧闭，四肢痉强，或腰背反张，肢体抽搐，名曰痉症。当补气血，略兼驱风之品，如荆芥、蔓荆一二味，若专治风邪，误矣。以上《胎产集要》

横　产

横产者，儿居母腹，头上足下，产时则头向下，产母若用力逼之，胎转至半而横。当令产母安然仰卧，令其自顺，稳婆①以中指挟其肩，勿使脐带羁绊，用催生药，努力即生。

当归　紫苏各三钱

长流水煎服即下。

又方　用好京墨磨服之即下。

润　肠　粥

治产后日久大便不通：芝麻一升研末，和米二合，煮粥食，肠润即通。

保产神效方

未产能安，临产能催，偶伤胎气腰疼腹痛，甚至见红不止，势欲小产，危急之际，一服即愈，再服全安。临产时交骨不开，横生逆下，或子死腹中，命在垂危，服之奇效。

全当归一钱五分，酒洗　真川芎一钱五分　紫厚朴七分，姜汁炒　菟丝子一钱五分，酒泡　川贝母二钱，去心，净煎好方和入　枳壳六分，面炒　川羌活六分　荆芥穗八分　黄芪八分，蜜炙　蕲艾五分，

---

①　稳婆：接生婆。

醋炒　炙草五分　白芍一钱五分，酒炒，冬用二钱

生姜三片，水二钟，煎八分。渣，水一钟，兼六分。产前空心预服二剂，临产随时热服。

原注此乃仙传奇方，慎勿以庸医轻加减其分两。

保产无忧散

当归一钱五分，酒洗　川芎一钱五分　荆芥穗八分，炒黑　艾叶七分，炒　枳壳六分，面炒　黄芪八分，炙　羌活五分　菟丝子一钱四分，酒炒　厚朴七分，姜汁炒　川贝母一钱，去心　甘草五分　白芍一钱二分，酒炒

姜三片同煎，温服。上方保胎，每月三五服，临产热服，催生如神。

原注保产神效方、保产无忧散二方相同，特引论略别，分两小异，并存参看可也。

余弱冠时，家中有仆妇李姓者，因伊妹临蓐两昼一夜未下，求余查催生之方，情甚迫切。适案头有《敬信录》，因检出保产无忧散一方，录付之，一服即下。嗣是试之屡验，真催生如神也。

室女鬼胎

治法似宜补正以祛邪，然邪不先去补正亦无益也。必须先祛邪而后补正，斯为得之。方用荡邪散：

雷丸六钱　桃仁六十粒　当归一两　丹皮一两　甘草四钱

水煎服，一剂必下恶物半桶，再服调正汤治之。

此方阴骘①大矣，见有因此病羞愤而蹈于非命，劳瘵而丧于妙年，深为可悯。若服此方不应，宜服桂香平胃散，无不见效。

肉桂一钱，去粗皮　麝香一钱

以上二味共研细末，开水为丸，如桐子大，空心开水下。服后半日时，即煎平胃散一剂服之。

苍术三钱，米泔泡　厚朴二钱，姜汁炒　广皮一钱　枳实二钱，土炒　全当归三钱，酒洗　川芎一钱，酒洗

服后必下恶物，若不见下恶物，次日再服平胃散，不用桂香。愈后宜调养气血，服调正汤并节饮食。

白术五钱　苍术五钱　茯苓三钱　陈皮一钱　贝母一钱　薏米五钱

水煎，连服四剂，则脾胃之气转而经水渐行矣。前方荡邪，后方调正，实有次第：欲补血必先补气，是补气而血自然生也。用二术以补胃阳，阳气旺则阴气难犯，尤善后之妙法也。以上《傅青主女科》

余选录此方，特为执迷不悟、始终以为血结经闭者告，不知恶物已下，究未破室女之身也。考肃州胡文炳《折狱龟鉴补》②载"阴感成胎"一案：粤东某廉访强记多闻，命吏诣库取某年部案以证。盖女年已长，情事渐知，私与女伴效其状，虽两雌无异，而真气流通，因亦有孕。果无私交，定完贞体。先是稳婆验，并各衙眷同往查勘，俱以女体为言也。所下之胎虽无生气，具体亦人，但四肢百体空空然如蝉之蜕，一似全无

①　阴骘（zhì 至）：犹阴德。
②　折狱龟鉴补：清光绪年间胡文炳所汇辑，增补宋代郑克《折狱龟鉴》一书而成，内容主要辑录历代各种刑讼案件，及其定夺之记录。

骨肉者，验者亦惟此为疑。经某廉访引证部案，详细辨论，僚属俱叹服。案乃定，婿家亦无异言。观于此，则鬼胎及血块已下，其未失闺体，更可知矣。援此以为世告，尤临民者所宜深晓也。

又考明徐应秋《玉芝堂谈荟》[①]载：《法苑珠林》有"七事受胎篇"，中皆详叙之，复引成化初上元佃民女张妙倩，与兄嫂连居，一日兄与嫂狎，女窥见心动，呼嫂问状，身效为之，遂孕。及生子，再审之，仍是处女完体。因叹释氏之书为不妄，观此则又一明证矣。余一再引证，固不厌沾滞也。

孕妇忌食兔肉干姜

古者妇人妊娠，必慎所感，感于善则善，感于恶则恶矣，毋令见丑恶物。席不正不坐，割不正不食，听诵诗书讽咏之音，不听淫声，不视恶色，以此生子，必贤明端正寿考，所谓父母胎教之法。妊身者不可啖兔肉，又不可见兔，令儿唇缺。又不可啖生姜，令儿多指。《博物志》

《酉阳杂俎》[②]载：《太清外术》云妇人有娠，食干姜，令胎内消。

鼻　血

以细红头绳系于中指下节紧靠掌心处，左血系左，右血系右，即止。重者以冷醋将中指浸入，亦立止。

---

① 玉芝堂谈荟：明代徐应秋撰，共三十六卷。徐应秋，字君义，浙江西安人。

② 酉阳杂俎：唐代段成式撰，笔记小说集。段成式（803—863），字柯古，临淄（今山东淄博）人。

喉　痛

橄榄核开水磨汁，冲服，兼治鱼骨鲠。

鸡骨鱼刺鲠

凤仙花炒，为末，吹入即出或下。

《游戏录》载：食诸骨鲠久不出，以皂角末少许，吹鼻中，得嚏鲠出。

呃　症

年老最多，此患用灯心沁鼻，取喷嚏。

便　闭

年老最多，此患以松子仁去皮，常常服之，每日勿间断。

小便不通

地肤皮草一把，水煎。

腰　痛

橘核、杜仲各二两，炒末，每服二钱，盐酒下。

不　寐

桂元肉一个，包生枸杞子七粒、去蒂，含口内细嚼，缓缓频咽，即得安眠。

余在台郡，司书①启友王峙甫拔萃患不寐，照此方试之，极效。

痢　疾

冬日以生莱菔甲②抛置屋上，风日吹晒，俟春收蓄，遇治此疾，用红糖少许煎服六钱，或加橘饼一个、生姜一片同煎。

《清异录》③载：郑居易计部④言其家自先世多留带茎萝卜，悬之檐下，有至十余年者，每至夏秋有病痢者，煮水服之即止，愈久者愈妙。

案：此方《广群芳谱》亦载，余以其类前方，附录焉。

疟　疾

川贝母三两去心，生半夏二两，俱研细末，五月五日午时合和，铜锅微火炒至嫩黄色，冷定装入瓷瓶，勿泄气。凡疟来两三期后服之，每服一分五厘，用生姜汁二三匙和药，隔水炖热，先疟来一时服下，即愈。重者再服一次。愈后戒食发物，及扁豆、南瓜、芋艿、鸡子，孕妇忌服。

肺　痈

香油浸生白果，须浸两三年者，重则七个，轻者五个，去壳用肉，打烂，开水冲服即消。

---

① 司书：职官名，旧指负责文书工作的官员。
② 莱菔甲：《江苏植药志》《现代实用中药》均载作莱菔叶的别名。
③ 清异录：北宋陶谷撰，笔记体著作。
④ 计部：唐宋用以称刑部，明清称户部为计部，此以职官代称该部的官员。

预避不染疫痧方

莱菔子一两，桔梗二钱，薄荷四分，青黛五分，土贝母三钱去心，戎盐三分，每一剂照方预服，作三人分，饮服二三次，可以不染时行疫痧。

又宋人仙传治疫方

黑豆一升，甘草一两，共为丸，每丸三钱重。

避伤寒疫症方

三伏日取葶苈一束，阴干，逮冬至日为末，元旦五更蜜调，人各一匙以饮之，从少者起，永无伤寒疫症。

治 火 烫

每日煎茶，用过茶叶以瓷罐积之，听其自烂，愈久愈妙。无论火烫何处，连汁敷之，立止。如伤重即干，多敷数次，毒尽而愈。

治汤火伤

辰砂细研末，鸡子清水调敷，立效。

疔疮初起

菊花根捣汁，服之即消。

刀 疮 药

桂圆核去黑衣，研极细末，瓷瓶收贮，勿着潮湿发霉。无论刀枪割伤、皮破血流不止，将末敷之，立时血止，用绸扎好，一二日即愈。倘喉间割开，未伤气管者，亦立愈。

治蹎搏①刀斧伤

凡有蹎搏刀斧伤者，但以带须葱炒熟捣烂，乘热安患处，速愈，频换热者尤妙。

治破伤风

破伤风能毙人，用桑条如箸长者十数茎架起，中用火烧，接两头滴下树汁，以热酒和而饮之。

误吞金器

蚯蚓泥搅温水，频频饮之，其泥即裹金器，从大便出。

治服巴豆

巴豆畏大黄、黄连、凉水，用绿豆浓煎汤，冷服即愈，忌热汤。

救服铅粉

用麻油调蜂蜜如饧糖，与食即解。或用沙糖调水服，或捣萝卜汁饮之，亦愈。

救服盐卤

夏月南瓜藤盛时，肥梗剪断，有脂浆流出，收瓷瓶内，随

---

① 蹎（diān 颠）搏：颠动，跌落。

时可以救此患。或以鸡蛋二十个搅散，入生大黄末五钱，搅匀，徐徐灌下，能利泻即愈。或用肥皂①捣极烂，清水调灌，一吐即愈。或用生豆腐浆，灌吐自安。

救 服 砒

砒又名信，畏羊血、冷水、绿豆。服砒未久者，用鸡蛋二十个打入碗中，搅匀，入明矾末三钱，徐徐灌下，吐则再灌，以吐尽为止。如服砒已久不能吐者，急用黑铅一块约重四两，用井水于石上磨出黑汁，随磨随灌，候吐尽砒毒，方无后患。

救吞鸦片烟

先令人抱住盘膝坐，用生甘草三钱，胆矾三钱，共研末，净蜜四两，开水炖化和药，撬开口灌服，再向胸前抹之，吐净即活。三日内忌饮茶水。或用南瓜脂浆灌之。

《癸巳类稿》②云：初服生鸦片烟者，以蕹菜③汁灌之，立愈。以其味甘、质滑、中空，与酸涩、收涩正相反。

案：灌南瓜脂浆一方，当与蕹菜汁取义相同。余在台郡，曾有夫妇反目者，妇吞鸦片烟，用荷缸中所蓄金鱼和井水，将鱼捣烂灌之，吐净即愈。令人抱住盘膝坐，皆如上所云也。

---

① 肥皂：指皂角肥大者。《证治准绳·疡医·跌扑伤损》："定痛膏……又用肥皂十枚，童便煮，去皮弦子膜，杵捣极烂……"

② 癸巳类稿：清代俞正燮（xiè）撰，笔记体著作。俞正燮（1775—1840），字理初，安徽黟县人。

③ 蕹（wèng 瓮）菜：即空心菜，一年生草本植物，茎蔓生，中空，叶卵圆或心脏形，嫩茎叶可做蔬菜。

治鬼魅魇①人方

降香末一钱，麝香三钱，朱砂末三钱，雄黄末三分，皂角末一钱，艾揉五钱，上药用草纸包为长筒，用瓦二块合封在内，点火留一头出烟，放在床上床下，则梦魇鬼怪俱除。忌妇人、鸡、犬、四眼。

新制五汁神应膏

韭白、大蒜、老姜、葱白、凤仙花各二十斤，捣自然汁，凤仙花梗叶同捣，冬日用子，上五汁和成一处，用武火熬成膏，膏宜老。另用锅盛小麻油二十斤，炼成入漂过冬丹收好，以滴水成珠为度。俟油少凉，每油一斤入五汁膏半碗许，徐徐放下，用桃木、柳木棍不住手搅，片时然后入后所列药末，再放火上熬片时，即用井水浸三日，去水候用。附子、当归、木香、官桂、山楂、独活各五两，为末，治远近风湿、左瘫右痪、筋骨疼痛，及新旧痞膈、一切闪挫，并跌打损伤，均贴患处。疟疾贴脑后正中骨从上数下第三节处空穴，痢疾贴脐中，无不立验。贴时加麝香少许或肉桂末，尤妙。孕妇忌贴。此同年吾笏山比部②所制治，极效。以上《篷窗续录附录》③

治 鱼 鲠

礼部王员外言：昔在金陵，有一士子为鱼鲠所苦，累日不

---

① 魇（yǎn 眼）：迷惑。
② 比部：刑部官员的通称。
③ 篷窗续录附录：清代沈兆沄撰，共有《篷窗随录》十六卷，附录二卷，续录二卷，笔记体著作。

能饮食，忽见卖白饧者，因买食之，顿觉无恙，然后知饧能治鱼鲠也。后见孙真人书，已有此方矣。《文昌杂录》

案：此则尚有治鱼鲠一法另载符咒治病类。

救服卤汁

饮卤汁者，以猪血灌之，即解。

《洗冤录集证》载解服卤汁方，云用生羊血灌之，立愈。

又方云：将常用擦桌布洗水灌之，使吐即解。

案：用猪羊血，亦犹卷一所载灌豆浆之义。

救轮奸气闭

轮奸气闭，状若死，治法以旧草鞋刨坎焚之，覆妇身，以下体就烟熏，积精出即苏。以上《折狱龟鉴补》

余曩闻王峙甫拔萃谈粤逆①抢掳妇女，经官兵攻击败窜，所遗遭难妇女曾用此法治之，甚效。

湿热头痛 又治雀瘢

《圣济总录》云：湿热头痛，黑丑七粒，砂仁一粒，研末，井华水②调灌鼻中即愈。

治雀瘢方：鸡子青调黑丑末，涂面上雀瘢，效。《本草从新》

戒鸦片烟方

食鸦片烟者有朒③。《说文》云："朒，瘢也。"灼肺成瘢，

---

① 逆：叛乱，乱贼。
② 井华水：早晨第一次汲取的井泉水。
③ 朒（zhèn 镇）：伤痕。

仍以鸦片攻之，如以火燂①皮能柔之，稍通畅，不食则肺瘢挈搐。肺主皮毛，皮毛淅淅然、泷泷然，若中寒者，疲𤜗②矣。《上林赋》"穷极倦𤜗"。注云：郭璞曰：倦𤜗，疲惫也。肺发十二脉，久之，手足指甲十二脉起讫处皆痛，手足无力，就畏寒状，颈缩肩耸。又食之，则肺液尽。此病之情也。尝以得其情为处一方：研白及末，炼梨汁为膏，尝食之，乃神效。

鸦片为害，使民贫尚可通变，其使民弱则所关甚大。今得一方：白茅根五钱、鸦片烟灰三钱、甘草三分、羁末糖八两，煎漉汁至八分，加川贝末五钱，煎成膏，入甲瓶，别用羁末糖八两漉汁，煎成膏，入乙瓶，为一单。每脚至，冲服甲瓶膏约三四钱，再将乙瓶膏如数对入甲瓶，药渐淡，脚渐轻，一单毕，脚去矣。如未尽去，加一单必效。此神方也，程尚甄记。以上《癸巳类稿》

解河豚鱼毒

凡食河豚者，一日内不可服汤药，恐内有荆芥，盖与此物大相反。亦恶乌头、附子之属。予在江阴时，亲见一儒者因此丧命。其子尤不可食，能使人胀死。尝水浸试之，经宿颗大如芡实。世传中其毒者，亟饮秽物可解，否则必亡。又闻不必用此，以龙脑浸水，或至宝丹，或橄榄，皆可解。后得一方，用槐花微炒过，与干胭脂各等分，同捣粉，水调灌，大妙。

《〈酉阳杂俎〉续集》云：鯸鮧③案：《名义考》作鯸鮐，即河豚，鱼肝与子俱毒，食此鱼必食艾，艾能已其毒。江淮人食此

---

① 燂（tán 谈）：烧热。
② 𤜗（qiú 球）：疲惫。
③ 鯸鮧（hóuyí 猴疑）：河豚的别称。

鱼必和艾。

治割势疮口不合

杭州赤山之阴曰箫箕泉，黄大痴所尝结庐处。其徒弟沈生，狎近侧一女道姑，同门有欲白之于师，沈惧，引厨刀自割其势，几死，众救得活，而疮口血流经月余不合。偶问诸阉奴①，教以煅所割势捣粉，酒服。如其言，不数日而愈。

宣发涂白发变黑

人之年壮而发斑白者，俗曰算发，以为心多思虑所致。盖发乃血之余，心主血，血为心役，不能上荫乎发也。然本草云：芜菁子压油涂头，能变蒜发。则亦可作"蒜"。《易·说卦》：巽，为寡发。陆德明曰："寡"本作"宣"，黑白杂为"宣发"。据此则当用宣字为是。以上《辍耕录》

---

① 阉奴：阉人，太监。

卷 四

病目戒浴

凡病目，人更当记一事：予在河北病目时曾治浴具，洛州守阎君绶见访，云目赤不可浴，浴汤驱体中热并集头目，目必甚。又转运判官李长卿亦云然。予不信，卒浴，浴毕目赤遂大作。行数程到巨鹿，见陈彦升学士以病目废于家。问其病目之因，云：顷年病目赤，饮酒归，过同舍林亿，邀同太学浴。彦升旧知赤目不可浴，坚拒之不得，僶俛①一浴，浴已，几失明。后治之十余年，竟不瘥。此亦以为戒也。又予之门人徐构病癣，久不瘥，服四生散，数日都除。

四 生 散

治男子、妇人肝肾风毒上攻，眼赤痒痛不时，羞明多泪，下疰脚膝生疮，及遍身风癣，服药不验，居常多觉两耳中痒，正宜服此，无不取效。

沙苑蒺藜 川羌活 白附子 黄芪并生用

上件各等分，为细末。每服二钱，薄荷酒调下。如肾脏风下疰生疮，以腰子批开，以药末二钱合定，纸裹以水润湿，煨香熟，空心细嚼，以盐使下。脚膝生疮用黑附子

---

① 僶俛（mǐnmiǎn 敏勉）：勉强。

葱熨法

治气虚阳脱，体冷无脉，气息欲绝，不省人，及伤寒阴厥，百药不效者。

葱以索缠如碗许大，切去根及叶，惟存白，长二寸许，如大饼啖，先以火胁一面令通热，又勿令灼人，乃以热处搭病人脐，连脐下，其上以熨斗满盛火熨之，令葱饼中热气郁入肌肉中，须预作三四饼，一饼坏不可熨，又易一饼。良久病人当渐醒，手足温、有汗，即瘥。更服四逆汤，俾温其体珠尘本"体"作"内"，万万无忧。子伯兄忽病伤寒，暝寂按：馆本作"冥昧"不知人八日，四体坚冷如石，药不可复入，用此遂瘥。集贤校理胡完夫用此方，拯人之危不可胜数。

案：此则较《寄园寄所寄》载"葱熨法治寒气腹痛"一条症治论说俱详，亟录之。

四逆汤方案此方从《太平惠民和剂局方》中录出

甘草二两，炙　干姜一两五钱　附子五钱，去皮脐，生

上以甘草、干姜为粗末，入附子令匀。每服三钱，水一盏半，煎一中盏，去滓温服，不拘时，常服消暑气，分水谷，并治腹痛胀满，手足逆冷，及一切虚寒厥冷。

考《兰台轨范》亦载此方：甘草、干姜二味，分两并同，惟附子一味下注：一枚，生用，去皮，破八片。后注：强人可大附子一枚，干姜三两下。又细注：四逆汤不可轻用，一症不具即当细审，必诸症皆全方可，决用无疑。

治腹中气块 因受岚瘴①

贵州守李承议得岚瘴，夫妇儿女数人相继而死，有二子归岭北皆病，腹中有块如瓜，瘦苦欲死。陈应之与一方，服及三十服，气块皆消。应之云：此寒热相杂所致，当以寒热二物攻之。

大黄　荜拨等分，皆生

上药共研细末，蜜丸梧子大，麝香水下二三十丸，空心服，日三服。

治 暴 下

欧阳文忠公尝得暴下，国医不能愈。夫人云：市人有此药，三文一贴，甚效。公曰：吾辈脏腑与市人不同，不可服。夫人使以国医药杂进之，一服而愈。公召卖者，厚遗之。求其方，久之乃肯传，但用车前子一味为末，米饮下二钱云。此药利水道而不动气，水道利则清浊分、谷脏自止矣。

治泻痢腹痛茶方

宪宗赐马总治泻痢腹痛茶方：以生姜和皮切碎如粟米，用一大盏，并草茶相对煎服。元祐二年，欧阳文忠公得此疾，百药不效，予传此方而愈。按："大盏"苏集作"大钱"，"欧阳文忠公"作"文潞公"。

治 痢 血

丞相曾鲁公痢血百余日，国医不能愈。陈应之取盐水梅除

---

① 岚瘴：山林间的瘴气。

核研一枚，合腊茶，加醋汤沃服之，一啜而瘥。又丞相庄肃梁公亦痢血，陈应之曰：此授水谷，当用三物散。亦数服而愈。三物散用胡黄连、乌梅肉、灶下土等分为末，腊茶清调下，食前空腹温服。

治痢四神散

干姜　当归　黄连　黄柏皆炒，等分

上为末。乌梅一个煎汤，调下二大钱。水泻等分，赤痢加黄柏，白痢加干姜，后重肠痛加黄连，腹中痛加当归，并空心食前服。予家常作此药，夏月最获用。大凡泻痢，宜食酸苦，忌甘咸，盖酸收苦坚，甘缓咸濡，不可不知也。

治肠痔下血如注久不瘥者

上方惟用市河中水，每遇更衣①罢便冷沃之，久沃为佳，久患者皆瘥。予始得于信州侯使君，曰沃之两次即瘥。予用之亦再沃而瘥，并传数人，用皆然。神奇可惊，不类他药，无河水，即井水亦可用。

治　鼻　衄

一法：鼻左衄，用绵塞右耳，右衄塞左耳，极神应。予曾自用之。

又方：用青蒿纳鼻中，即止。

《调燮类编》载鼻衄塞耳方，塞法相同，云用纸团儿，可并试也。

———————————

① 更衣：如厕。

又方：用飞面二钱，盐一钱，汲新水调下。

治鼻衄不止昏晕

刺蓟散：大蓟根一两　相思子五钱

上药共为粗末，每服一钱按馆本作"十钱"，水一盏，煎七分，去滓，放冷服。王朝散女子大衄，已昏不识人，举家发哭，用药皆无效，有人传此方，一服乃止。

疗寸白虫

锡沙作银泥者即以黄丹代，油和丸梧桐子大　芜荑　槟榔三物等分，为散

上煎石榴根浓汁半升，下散三钱，丸五粒，中夜服，旦日下。予少时病白虫，始则逾粳米，数岁之后遂长寸余。古说虫长盈尺人即死。以药攻之，下虫数合，或如带长尺余，蟠蜒如猪脏，熠熠而动。其末寸断，辄为一虫。虫去病少已，后数月复如初，如是者数四，后得此方服之，虫悉化为水，自此永断。

治小儿脐久不干肿脓及清水

治小儿脐久不干赤肿出脓及清水，当归焙干为末，研细上着脐中，频用，自瘥。予家小儿常病脐湿五十余日，贴他药皆不瘥。《圣惠方》有十余方，从上试之至此方，一傅而干。后因尿入疮皮复病，又一傅愈。

治远年里外臁疮不瘥者

槟榔五钱　龙骨一分　干猪粪五钱，烧存性　水银粉少许

上三昧为细末，入水银粉，研匀。先以盐汤馆本作"水"洗

疮，熟绢裛①干，以生油调药如膏，贴疮，三日一易，三五易定瘥。忌无鳞鱼、鲊②、热面。凡胫内外疮，世谓之里外臁疮，最难愈。此方本建安一军人吴美犯伪印坐死，司理参军王炳之怜其晓事，常加存恤。其人临刑泣念曰：生平有方治疾如神，常卖以自给，可惜死而不传。遂以献炳之，屡用有验。予就炳之求，值其远官，数年始得之。许、孙二真人方用定粉③，不用水银粉，夏子益方多地骨皮一味，并用地骨皮煎汤洗。

案：《苏沈良方》多著效验，古今人笔记中每分见之，余亦多所采录，正不仅东坡《志林杂记》、沈存中《梦溪笔谈》为余所知而选也。余购得《知不足斋丛书》较迟，兹细阅《苏沈良方》数过，摘录十数条，盖取简易而中用也。

暑月泄泻

腊月以腊水浸白米三两宿，晒干碾作粥米，遇暑月泄泻者煮食之，良验。

暑气在内小便血淋

康侯云：治暑气在内小便血淋，用白虎汤加麦冬煎，屡取效。此亦有理。

治便血方

史亨甫治便血方：用木香、枳壳二味，入猪脏中，用无灰

---

① 裛（yì意）：擦拭。
② 鲊（zhǎ眨）：本义指用盐米腌制的鱼，也泛指盐腌食品。《释名·释饮食》："鲊，菹也，以盐米酿之如菹熟而食之也。"
③ 定粉：官粉，为金属铅加工制成的粉末。

酒煮令极烂，去脏，以二味为末，作丸。

下血疾忌食胡桃

江龙溪一帖①云：去年得下血疾，年半有余，今春误食胡桃，复呕血升余。若然则胡桃亦不可食。

治齿痛肿法

用黑豆以酒煮汁，漱之，立愈。王修竹云其阃中尝用之，验。

眼药九龙膏

吴保生言眼药有九龙膏方：用冬青一栲栳②，洗净投锡器内，用水满煮令黑色，及一半，入宣黄连十两，洗净剉碎，入冬青水中煎，慢火熬至仅有一盏，胶黏如饧，然后重绢滤过，令极冷，入脑子③二钱半，瓷罐内封藏。每点眼用少许。

治卒中不省人事

卒中不省人事、牙关紧急，只用苏合香丸，旋加麝香、当门子一二钱，用好麻油调灌之，无不吐痰而苏者。洪云若尝服此取效，徐子方亦云然。盖好麻油最化痰，试以麻油滴痰上，痰即化为水。《百一方》亦载此药，张月涧亦曾用之获效。

---

① 帖：信札，书帖。
② 栲栳：也叫笆斗，由柳条编成的容器，形状像斗，其上有弧形柄。
③ 脑子：即龙脑香。

辟岚瘴之气

香附子四两，去黑皮，微炒　片子姜黄二两，汤浸一宿，洗净　甘草一两，炒

上共为细末，入盐点焚，辟岚瘴之气。

治痈疽恶疮初起

痈疽恶疮初肿起时，以当归须、黄柏皮、羌活三味，为细末，用生鹭鸶藤①擂汁调傅疮之四围，自然收毒气聚作小头，即破切不可并疮头傅之，若并傅之，则毒气四散，不可收矣。

案：此则可同卷一"久服菟丝子致起大疽"一则参看，总以消去为得，如实不能消，再用此方傅之。

鼻渊有寒热两证

范元长云：北方医书有《宣明论》，内有"鼻泓②"一方用凉药者，亲见赵清及孙某用之，效。盖鼻渊有寒热两证，即脑溜也，凡脑漏臭者即热证。

治 鼻 衄

人中白者，漩盘内积起白垢，亦秋石之类。刮取置新瓦上，火逼令干，温汤调服，治鼻衄如神。以上《志雅堂杂钞》

案：王渔洋《香祖笔记》载《志雅堂杂钞》中四方，余已照录。兹阅《杂钞》又选录数方，并于前录四方下亦注明，盖

---

① 鹭鸶藤：即金银花。
② 鼻泓：亦作鼻洪，鼻衄也。

余购得《粤雅堂丛书》① 较晚也。

治头风而吐泻

用枳壳、白术末煎汤，下青州白丸子，甚效。《二老堂杂志》

案：王渔洋《居易录》亦载此方，并称青州白丸子药在宋时已盛行，不自今也。前抄《寄园寄所寄》有治小儿惊风一方，内亦用此。余不知青州白丸子为何药，兹阅《太平惠民和剂局方》载有此品，爰录于下，以备配用。

青州白丸子

治男子、妇人半身不遂，手足顽麻，口眼㖞斜，痰涎壅塞，及一切风，他药所不能疗者，小儿惊风、大人头风、洗头风、妇人血风，并宜服之。

天南星三两　白附子二两　半夏七两，以水浸洗过，白好者　川乌头五钱，去皮脐

上为细末，以生绢袋盛，用井华水摆，未出者更以手揉令出。如有滓更研，再入绢袋，摆尽为度。放瓷盆中，日中晒，夜露，至晓弃水，别用井华水搅，又晒至来日早，再换新水搅。如此春五日、夏三日、秋七日、冬十日，去水晒干后如玉片，碎研，以糯米粉煎粥清为丸，如绿豆大。初服五丸，加至十五丸，生姜汤下，不及时候。如瘫痪风以温酒下二十丸，日三服，至三日后，浴当有汗，便能舒展。服经三五日，呵欠是应。常服十粒已来，永无风痰膈塞②之患。小儿惊风，薄荷汤下两

---

① 粤雅堂丛书：由伍崇曜出资、谭莹校勘编订，清末最有影响的综合性大型丛书，以其营建辑书校书之地名曰"粤雅堂"，而冠名其丛书。

② 塞：《太平惠民和剂局方》作"壅"。

三丸。

治痢验方

从客杨生病痢已两日，昨夜家人来告。因以验方与之，一服而愈。方用槟榔二钱二分，厚朴、白芍各二钱，草果仁、知母各一钱八分，生甘草一钱。药甚平淡，治泻痢特神效。《使琉球记》

考李和叔鼎元，嘉庆五年以内阁中书充册封琉球副使，充正使者翰林院修撰赵介山文楷也。

治 鼻 衄

予尝患鼻衄，至流血数升，竟夕不止。以青黛、紫菀治之，毫无应验。有人送一方：用千瓣石榴花烧灰，以酒调之，塞鼻中，其血立止。屡试屡验，因志之。《啸亭杂录》

圣治丸方

夏令暑热炎蒸，湿浊上腾，人在蒸淫热迫中，设或正气不足，最易感病。矧①南方地卑气薄，更多中痧吐泻之症。推其致病之原，或过于贪凉风寒外受，或困于行路暑湿相干，或口腹不慎为冷腻所滞，或饮食不节使输化失宜，或感时行疫疠之邪，或触秽恶不正之气，皆能致脾土不运，阴阳反戾，升降失司，卒然腹痛，上下奔迫，四肢厥冷，吐泻并作。津液顿亡，则宗筋失养，故足挛筋缩，先起两腿或见四肢，名曰"霍乱转筋"，生死瞬息。年来此症流行，上海地窄人稠，互相传染，甚

① 矧（shěn 审）：况且。

有一家数人而同一时告毙者，深可畏也。兹故不揣鄙陋，爰拟一方，名曰"圣治"，入夏可预合备用，如遇疫疠时行，痧暑并触，或感秽气，或入病家，心怀疑虑，胸觉痞闷时，即以一丸入口，藉以解秽却邪，勿乱其气。方列于下：

正号①仙居野术二两烘燥，勿令焦黑　真川厚朴二两　白檀香一两研细末　降真香一两研细末　新会皮二两盐水炒

以上五味再同研为细末，以广藿香六两煎浓汤，泛丸如黄豆大。每服二三丸，细嚼和津咽下。

按：术味甘能和脾，苦能燥湿，定中止呕，扶正却邪，开胃气以除积饮，故用以为君。朴味苦辛，能泻实而化湿，平胃调中，消痰行水，兼治泻痢呕恶；陈皮为脾肺气分之药，能快膈导滞，宣通五脏，并可除寒散表，故用此二味为臣。檀香调脾利膈，正气驱邪，降香能避秽恶怪异之气，故用为佐使。藿香秉清和芬芳之气，为达脾肺之要药，气机通畅则邪逆自定，故用为引。其曰"圣治"者，以圣人有治病治未病之旨，盖思患预防，莫若服药于未病之先，使轻者解散，而重者化轻，未必非却病养生之一助云。

童菽原曰：是方出而修合者多服之有验，药似平易，而其详审气味，精悉功能，足称尽善。《墨余录》

新郑六弟又仲远来，相候起居毕，即讯家中安吉近况。六弟曰：老母前患背疽，得一傅方，服之而愈。今年八十有七，康健如旧。又弟妇久病经闭，形容枯槁，殆不可活，闻有荥阳②张广文者，能治奇疾，延之诊视，命服丸药，渐至平复，

---

①　正号：本指正式的名位或封号，后世中医用以称药材之道地者。

②　荥（xíng 形）阳：地名，位于河南中北部。

肌肉再生，可称"白骨回春"。予因索二方，附记之。

治发背方

用头发不拘男妇者一把，入真麻油一碗，将头发熬化，令病人饮之，则毒气即消，不致伤生。

治妇女久病经闭方

妇女久病经闭、形容枯槁者，用：

何首乌半斤，切片，用黑豆拌，九蒸九晒，为末，用人乳浸不计次数，晒得一斤重　怀熟地四两　红花五钱，酒洗　鹿茸五钱，酥油炙　当归四两

共为末，用拣麦冬六斤熬膏，入炼蜜少许，和为丸如梧桐子大。每服二钱，渐加至五钱。

治痔疮方

用苦蘵菜或鲜或干者煮汤，以熟烂为度，和汤置器中，架一版于上，坐以熏之，候汤可下手，撩苦蘵频频澡洗，汤冷即止。日洗数次，数日即愈。蘵一作"苣"，北方甚多，南方亦有之。

治眼翳方

用野荸荠捣碎①取汁，澄粉，少加冰片，以之点眼去翳，甚效。以上《在园杂志》

---

①　捣碎：《在园杂志》作"杵碎"。

治痰嗽骨蒸发热

《本草纲目》：予年二十时因感冒咳嗽既久，且犯戒，遂病骨蒸发热，肤如火燎，每日吐痰碗许，暑月烦渴，寝食既废，六脉浮洪，遍服柴胡、麦门冬、荆沥①诸药，月余益剧，皆以为必死矣。先君偶思李杲治肺热如火燎、烦躁引饮而暑盛者，气分热宜一味黄芩汤，以泻肺经气分之火。遂按方用片芩一两，水二钟，煎一钟，顿服。次日身热尽退而痰嗽皆愈，药中肯綮，如鼓应桴。医中之妙有如是哉。

参桃汤 治喘又一方治老人虚嗽

溧阳②洪辑幼子病喘，医以危告其妻，夜梦大士令服人参胡桃汤。试之，喘即定。明日去胡桃皮用之，喘复作，仍连皮用，信宿③而愈。盖人参定喘，连皮胡桃能敛肺也。

《兰台轨范》载此方，名"观音应梦散"，治老人虚嗽。人参二寸，胡桃二枚不去皮，上二味以枣二枚，姜五片，水煎服。

案：前方《广群芳谱》系引《本草纲目》，此加姜、枣。方注云治老人虚嗽。就方而论，治虚嗽最宜，当系后人推类用之。想洪辑幼子病喘，亦必虚损之症。至用姜、枣，可视症审酌也。

---

① 荆沥：药名，荆条如制竹沥法烤炙取汁而得。《古今医统大全》卷九十七载"取竹沥荆沥法"。

② 溧阳：地名，位于今江苏苏南。

③ 信宿：连住两晚。

治 痰 疾

宋·洪迈有痰疾，因晚对①，上遣使谕令以胡桃肉三颗，生姜三片，卧时嚼服，即少饮汤，又再嚼如前数，即静卧。如旨服之，旦而痰消嗽止。

乳妇因悸病目张不瞑

《宋史·钱乙传》云：一乳妇因悸而病，既愈，目张不得瞑。乙令煮郁李酒饮之，使醉即愈。所以然者，目系内连肝胆，恐则气结，胆横不下。郁李能去结，随酒入胆，结去胆下，则目能瞑矣。此真得肯綮之妙者也。

治肠风下血

《灵苑方》② 载：肠风下血，用经霜茄连蒂烧存性，为末，每日空心温酒服二钱。

治鼻衄甚危方

饶民李七病鼻衄甚危，医以萝卜自然汁和无灰酒饮之，即止。盖血随气运，气滞则血妄行，萝卜下气故也。

跌扑损伤

跌扑伤损，用干冬瓜皮一两，真牛皮胶一两剉，入锅内炒存性，研末。每服五钱，好酒热服，仍饮酒一瓯，厚盖取温汗，

---

① 晚对：晚间皇帝召对。
② 灵苑方：北宋沈括撰，医方著作，原书已佚。

其痛即止。

又方：伤损腰痛，用冬瓜皮烧研，酒服一钱。

治胫疮㾦痒

唐武相元衡苦胫疮，㾦痒不可堪，百医无效。听吏上一方：马齿苋捣烂敷上，两三遍即愈。多年恶疮，百方不瘥，或痛㾦不已，并治。

治唇吻燥痛

橄榄仁甘平无毒，唇吻燥痛，研烂傅之。以上《广群芳谱》

治癣二方

予素无癣疾，年五十二右臂钩及颈后患之。邻人语以当用生大黄根濡醋擦，如其言，两月而愈。越四年，又患左臂钩，前方不效。或曰：癣无正方耳。因购得十余方试之，略无验者。忽家人云闻柏油可治，抹两度划①除。凡用二方，肤色俱完好，无他痕。知无正方之说非诬也。

千里明光草

产苏州洞庭山南，风癣及痧症受风而痒，用以煮水熏洗便愈。以上《窦存》②

《食物本草》载：梅雨水洗癣疥，灭瘢痕。

---

① 划（chǎn 产）：削除，铲除。
② 窦存：清代胡式钰撰，笔记体著作，全书分为书窦、诗窦、事窦、语窦四卷。

治肺虫

许叔微精于医，云五脏虫皆上行，惟有肺虫下行，最难治。当用獭爪为末，调药于初四、初六日治之，此二日肺虫上行也。《西溪丛语》

治发背肿

《北齐书》：杨遵彦患发背肿，马嗣明①以炼石涂之便瘥。其方取粗黄石如鹅卵大，猛火令赤，纳酽醋中，因有屑落醋中，频烧石取屑，暴捣，和醋涂于肿上。

治风疾 即广疮②

释晋明，齐州人，久止灵丛，晚游五台，得风疾，眉发俱堕，百骸腐溃，哀号苦楚，人不忍闻。忽有异人教服"长松"，明不之识。复告云：长松，长古松下取根饵之，皮色似荠苨，三五寸，味微苦，类人参，清香可爱，无毒，服之益人，兼解诸虫毒。明采服不旬日，发复生，颜貌如故。今并代③间土人多以长松参、甘草、干山药为汤，殊佳。然本草及诸方书并不著，独释惠祥作《清凉传》始叙之。《渑水燕谈录》

续筋骨断损

蟹脚中髓及脑壳中黄并能续断绝，筋骨碎之微，熬纳疮中，

---

① 马嗣明：南北朝至隋初医家，《北史》有传，医术精妙，治病多奇效。

② 即广疮：疑误。广疮，即梅毒（或称花柳病），与文中所述麻风病完全不一样，下文也未见广疮描述。

③ 并代：地名，并州、代州的省称，在今山西境内。

筋即连。

脚 弱 病

用杉木为桶濯足，排樟脑两股间，以脚绷系定，月余即效。

治 疟 疾

蛇蜕塞两耳，治疟疾。

治 赘 瘤

蜘蛛网缠赘瘤，瘤日消烂，屡有验。

白须发变黑

白发须镊去，消蜡点孔中，即生黑者。以上《续博物志》

治足跟冻疮

灶瘃①足跟冻疮也。瘃，音斸，用茄子根煎汤浴足能治。《升庵全集》

治马咬伤

被马咬者，烧鞭梢灰涂之，盖取其相服也。

治蜘蛛啮

蜘蛛啮者，雄黄末敷之。

---

① 瘃（zhú 竹）：冻疮。

续　断　筋

筋断须续者，取旋覆根绞取汁，以筋相对，以汁涂而对之，即相续如故。《朝野佥载》

噤　口　痢

山药、薏苡仁、石莲子，共为末，白汤调三五服，即思饮食。

小儿泻痢不服药

用土木鳖半个，母丁香四粒，麝香一分半，共为细末，吐津调为丸，如芡实大，纳一丸脐内，外用不拘小膏药贴之，立止。

案：此则云"用不拘小膏药贴之"，余谓既治小儿泻痢，用封脐膏较宜。

治胎动下血　又一方因争斗胎动腹内刺痛

妇人妊四五个月，动胎下血，取葱白一大把，煎汤饮之。因争斗胎动，腹内气刺痛，上喘，用苎根一大把洗净，生姜五片，水一大盏，煎至八分，调粥服。

产后血闷

打醋炭熏之则醒。

又方：用干荷叶烧灰，为末，温酒调一钱服，甚效。

胎衣不下

用最初洗儿汤服下，休令知之。

又方：灶心土细研，水调服之。

缠 喉 风①

用皂角揉水，滤过，灌之，得吐即愈。

喉 闭

朴硝为末，将芦管吹入喉中，立效。

小便尿血

乌梅烧存性，研末，醋糊丸梧子大。每服四十丸，温酒下。

走 马 疳

用大蜘蛛一个，湿纸裹，外用荷叶包，于火中煅令焦，存性，细研，入麝香少许，共为细末。遇有此病擦之甚效。

又方：用巴豆去皮，以绵子微裹，随左右塞鼻中，立透。如左右俱有，用二枚。

舌 肿

用百草霜为细末，醋调傅。

又方：用乱发烧灰，水调下。

因女色病阴症伤寒

用陈皮热锅内炒焦，以酒烹下，滤酒饮之，立解。

---

① 缠喉风：病证名，指咽喉红肿疼痛，或肿疼连及胸前，项强而喉颈如蛇缠绕之状的病证。

疔疮神思昏沉

用苦苣①茎汁涂上，即除。

治茎物肿

男子茎物肿，用鲤鱼胆敷。

治茎物烂兼治瘙疳②

男子茎物蜡烛灺③：用青果核烧存性，加冰片少许，共为细末糁之，神效。

此方曾闻友人传人，以之治瘙疳极效。

三七草附列所治各病

三七草青郁可玩，其根系止血圣药。有活种闽广带回者，近地亦有此种，叶如野蒿，花黄而小，极易生。鲜者采叶捣烂，跌打破碎者，按上立止血疼，过二三日即愈，又不溃烂，真神草也。收叶干作末，亦可。治吐血、衄血上冲者，皆宜佐以治药服之。其功效备开于后：

治刀斧箭伤、血出不止者，嚼少许，罨④上即止。

治妇人血崩，看年远近，研一二钱，白酒调服，服后四物汤加三七五分煎服。

---

① 苦苣：菊科菊苣属中以嫩叶为食的栽培种，一二年生草本植物。

② 瘙疳：病证名，即疳疮，亦名臊疳，指所生下疳痛而兼痒，溃而不深，形如剥皮烂杏者。出《医宗金鉴》卷六九。

③ 茎物蜡烛灺（xiè 泻）：形容阴茎肿烂如未燃尽蜡烛状。灺：没点完的蜡烛，蜡烛的余烬。《新论·祛蔽》："余见其旁有麻烛，而灺垂一尺所。"

④ 罨（yǎn 眼）：覆盖，掩盖。

治吐血，用一钱或五分，自嚼，米汤下，或用人参五分煎服。

治肠风下血，用四物汤加三七五分煎服，或空心用五分，调酒服。

治杖疮瘀血，用一二钱嚼烂，罨在破上，再服一二钱，免血攻心。

治产后血涌，用一二钱研细，水调服即止。

治跌打青肿不消者，用一钱嚼细，敷患处即愈。

治害眼十分重者，用少许水磨，调点眼眶内，即消。

治赤白痢疾，用一二钱为末，米泔水调服。

治虎狼蛇咬，用一二钱为末，酒调服，嚼少许，更涂患处。

治受下蛊毒，先吃少许，毒即追出。

治一切疮毒痈疽疼不止者，用一二钱为末，水调涂之立效。种种奇效，难以枚举，勿以小草而忽之也。

救　冻　死

冻死微有气者，用大锅炒灰令暖，包灰熨心上，冷即换，待眼开以温酒、粥汤与之，不可便与烘火。

救　溺　水

溺水者，救起放大凳上睡着，凳后脚垫起二砖，却以盐擦脐中，待其水自流出，有牛者伏牛背牵动更妙，切不可倒提出水。但心头微热者，皆可救。又方：急解去衣带，以艾灸脐中。救起尤急将衣服项下钮绊解开，是为至要。

救堕颠压倒

卒暴堕颠压倒打死，心头温者，可先将本人如僧打坐，令一人将其发控放起，用半夏末急吹入鼻内。如活，却以生姜汁、香油打匀，灌之。

误吞铜钱

胡桃能制铜，误吞铜钱多食胡桃，自化出。

又方云：多食荸荠，能治误吞铜钱。

人咬伤附马咬

人咬伤：用龟板或团鱼板，烧灰为末，以香油调涂之。

马蛟①：细嚼栗子，傅伤处。若用独颗栗子烧灰，香油调贴追出毒气，其愈更速。以上《调燮类编》

诸虫入耳

虫之类能入耳者，不独蚰蜒②，如壁虱、萤火、叩头虫、皂荚虫，皆能入耳为害。余从祖③多患腹痛，类为虫所食，或教之以桃叶为枕，一夕虫自鼻出，形如鹰嘴，人莫识其名者。有人为蚰蜒入耳，遇其极时，不觉以头撞柱，至血流不知，云痒甚不可忍。蚰蜒入耳往往食髓，至冬又能滋生。凡虫入耳，惟用生麻油灌之为妙。

《调燮类编》云：恶虫入耳，用韭汁灌之。蜈蚣入耳，炙猪肉掩之即出。

---

① 蛟：通"咬"。《中藏经·论胆虚实寒热生死逆顺脉证之法》曰"心腹中热，喜水，涎出，是蚖蛟心也"，原注"蚖恐是蚘字，蛟恐是咬字"。

② 蚰蜒（yóuyán 油盐）：俗称"钱串子"，古时称"草鞋虫"。

③ 从祖：祖父的亲兄弟。

虫螫伤人

有虫状如蝉，形小而扁，好隐于屋壁及书策中，前有两长足如蟹螯，触后则旁行，触前则却行。有郑房秀才因揭策见之，不知其有毒也，戏以手指再三拨之，欲观其行，竟为所螫，痛卧数日，遇良医治之得愈。医云：此名恶飙，不治伤人。

蛪螂夜飞宜避之

撞入胸腹或臂股间，辄遗子而去，人或不悟。子渐隐入肉中为患，生臂股间者犹可傅疗，若入心腹则不可治也。以上《墨客挥犀》①

治虚寒脾泄

青木香、肉豆蔻等分，枣肉为丸，米饮下二十丸，治脾泄由虚寒者如神。《稽神录》

手指冻裂

白及磨涂。《野人传说》

久　嗽

红梅叶泡汤服。

盗汗，甘蔗皮煎汤服。《复性梯航》

薏苡叶汤浴初生婴儿

薏苡叶煎汤，浴初生婴儿，一生少病。《琐言录》

---

①　墨客挥犀：宋代彭乘撰，笔记体著作，有续编《续墨客挥犀》。

小儿疮痂

以榕粉日傅之，则易瘥而无瘢。《汗漫录》

治无名肿毒

蟹爪尖炙灰，醋调敷，无名肿毒初起即消。《复性梯航》

乌发方

建兰叶浸油，发黑而不落，宜常常涂之。《续妆楼记》

治汗气腋下气

丁香一两、川椒六十粒为末，绢袋盛佩，可辟汗气及腋下气。《闺阁事宜》

擦牙洗眼方

以盐擦牙毕吐手心内洗眼，日日如此无间，到老夜能细书。《便民图纂》

以上摘抄《游戏录》。

案：《续知不足斋丛书》收有《游戏录》二卷，为新安程莪园景沂养疴时随手辑录。卷中闲用之方多，疗疾之方少，因选抄数条以备采用。

治祟病二则

同里朱翁元亮侨居郡城，岁初其媳往郡拜贺其舅，舟过娄门，见城上蛇王庙，俗云烧香能免生疮肿，因往谒焉。归即狂言昏冒，舌动如蛇，称蛇王使二女仆一男仆来迎。延余诊视，以至宝丹一丸，遣老妪灌之。病者言此系毒药，必不可服，含药喷妪，妪亦仆不省人事，舌伸颈转，亦作蛇形。另易一人灌药讫，病者言一女使被烧死矣，凡鬼皆以朱砂为火也。次日煎药内用鬼箭羽，病者又言一男使又被射死矣，鬼以鬼箭为矢也。从此渐安，调以消痰安神之品，月余而愈。此亦客忤之类也，非金石及通灵之药不能奏效。

林家巷周宅看门人之妻缢死，遇救得苏。余适寓周氏，随众往看，急以紫金锭捣烂水灌之而醒。明日又缢，亦遇救，余仍以前药灌之，因询其求死之故。则曰：我患心疼甚，有老妪劝我将绳系颈则痛除矣，故从之，非求死也。余曰：此妪今安在？则曰：在里床。视之无有。则曰：相公来，已去矣。余曰：此缢死鬼，汝痛亦由彼作祟，今后若来，汝即嚼余药喷之。妇依余言，妪至，曰：尔口中何物，欲害我耶？言罢而去，其自述如此。盖紫金锭之辟邪神效若此。

案：紫金锭、至宝丹皆能祛邪杀鬼，录此以为众告，如遇此等病，即可用药灌救，勿徒事惊慌也。

魂不附体

郡中蒋氏子患时证，身热不凉，神昏谵语，脉无伦次。余诊之曰：此游魂证也，虽服药，必招其魂。因访招魂之法。有邻翁谓曰：我闻虔祷灶神，则能自言。父如其言，病者果言曰：我因看戏小台倒，几被压受惊，复往城隍庙中散步，魂落庙中，当以肩舆①抬我归。如言往招。明日延余再诊，病者又言：我魂方至房门，为父亲冲散，今早魂卧被上，又为母亲叠被掉落，

---

① 肩舆：即轿子。

今不知所向矣，咆哮不已。余慰之曰：无忧也，我今还汝。因用安神镇魄之药，加猪心尖、辰砂，绛帛包裹悬药罐中煎服。戒曰：服药得寝勿惊醒之，熟寐即神合。果一剂而安，调理而愈。问之俱不知也。

记余童年见有失魂者，向灶君前祈祷招魂，又煎药罐中横阁①一箸，所悬之药及绛色绸包裹，皆如上所云。此法亦不可不知也。

中风二则

葑门②金姓，早立门首，卒遇恶风，口眼㖞斜，噤不能言。医用人参、桂、附诸品，此近日时医治风证不祧③之方也。趣④余视之，其形如尸，面赤气粗，目瞪脉大，处以祛风消痰清火之剂。其家许以重赀。留数日，余曰：我非行道之人可货取也。固请，余曰：与其误药以死，莫若服此三剂，醒而能食，不服药可也。后月余，至余家拜谢。问之果服三剂而起，竟不敢服他药，惟腿膝未健，手臂犹麻，为立膏方而全愈。此正《内经》所谓"虚邪贼风"也，以辛热刚燥治之固非，以补阴滋腻治之亦谬，治以辛凉，佐以甘温，《内经》有明训也。

运使王公叙揆自长芦罢官归里，每向余言手足麻木而痰多。余谓公体本丰腴，又善饮啖，痰流经络，宜撙节⑤为妙。一日忽昏厥遗尿，口噤手拳，痰声如锯，皆属危证。医者进参、附、

① 阁：搁，放置。

② 葑（fēng 风）门：位于苏州城东，以盛产葑（茭白）故名。

③ 不祧（tiāo 挑）：不能迁移。古代称远祖的庙为"祧"，家庙中的神主除始祖外，凡辈分远的要依次迁入祧庙中合祭；永不迁移的叫做"不祧"。

④ 趣（cù）：催促。

⑤ 撙（zǔn 傅）节：调节。

熟地等药，煎成未服。余诊其脉洪大有力，面赤气粗，此乃痰火充实，诸窍皆闭，服参附立毙矣。以小续命汤去桂、附，加生军一钱为末，假称他药纳之，恐旁人之疑惑也，戚党莫不哗然。太夫人素信余，力主服余药，三剂而有声，五剂而能言，然后以消痰养血之药调之，一月后步履如初。

案：《洄溪医案》载治中风数条，皆主祛风消痰，力辟温热滋补之剂。考《兰台轨范》列小续命汤一方，灵胎先生注其后曰：续命汤为中风之主方，因症加减，变化由人，而总不能舍此以立法。后人不知此义，人自为说，流弊无穷，而中风一症遂十不愈一矣。

又曰：人参、附、桂何尝不用，必实见其有寒象而后可加。然尤宜于西北人，若东南人则当详审，勿轻试。

中风论

今之患中风偏痹等病者，百无一愈，十死其九，非其症俱不治，皆医者误之也。凡古圣定病之名，必指其实，名曰"中风"，则其病属风可知。既为风病，则主病之方必以治风为本。故仲景侯氏黑散、风引汤、防己地黄汤及唐人大小续命等方，皆多用风药，而因症增减。盖以风入经络，则内风与外风相煽，以致痰火一时壅塞，惟宜先驱其风，继清痰火，而后调其气血，则经脉可以渐通。今人一见中风等症，即用人参、熟地、附子、肉桂等纯补温热之品，将风火痰气尽行补住，轻者变重，重者即死。或有元气未伤而感邪浅者，亦必迁延时日，以成偏枯永废之人。此非医者误之耶！或云"邪之所凑，其气必虚"，故补正即所以驱邪，此大谬也！惟其正虚而邪凑，尤当急驱其邪以卫其正，若更补其邪气，则正气益不能支矣。即使正气全虚不能托邪于外，亦宜于驱风药中少加扶正之品，以助驱邪之力，从未有纯用温补者。譬之盗贼入室，定当先驱盗贼而后固其墙垣，未有盗贼未去而先固其墙垣者。或云补药托邪，犹之增家人以御盗也。是又不然，盖服纯补之药，断无专补正不补邪之理，非若家人之专于御盗贼也，是不但不驱盗，并助盗矣。况治病之法，凡久病属虚，骤病属实，所谓虚者谓正虚也，所谓实者谓邪实也，中风乃急暴之症，其为实邪无疑。天下未有行动如常忽然大虚而昏仆者，岂可不以实邪治之哉！其中或有属阴虚阳虚、感实感寒之别，则于治风方中随所现之症加减之。汉唐诸法具在，可取而观也。故凡中风之类，苟无中脏之绝症，未有不可治者。余友人患此症，遵余治法，病一二十年而今尚无恙者甚多，惟服热补者无一存者矣。《医学源流论》

余所闻所见中风之症，未有一愈，不死即成偏废，大抵皆由治之不得其法。灵胎先生于治中风症皆申明之，并著此论，又于《慎疾刍言》痛切道之，实见热补误治害人者多，故谆谆以为世告也。余录出《洄溪医案》治中风二则，并将此论附录，亦窃愿病者、医者知所审慎也。

治吐血二则

嘉兴王蔚南久患血证，左胁中有气逆冲喉旁，血来有声如沸，戊子冬忽大吐数升，面色白而带青，脉微声哑，气喘不得卧，危在旦夕。余以阿胶、三七等药保其阴而止其血，然后以降火纳气之品止其冲逆，复以补血、消痰、健脾、安胃之方上下分治，始令能卧，继令能食，数日之后方能安卧。大凡脱血之后，断不可重用人参升气助火，亦不可多用滋腻以助痰滞胃。要知补血之道不过令其阴阳相和，饮食渐进，则元气自复，非补剂入腹即变为气血也。若以重剂塞其胃口，则永无生路矣。况更用温热重剂，助阳燥阴，而速之死乎？

洞庭张姓素有血证，是年为女办装，过费心力，其女方登轿，张忽血冒升余，昏不知人。医者浓煎参汤服之，命悬一息，邀余诊视，六脉似有如无，血已脱尽，急加阿胶、三七，少和人参以进，脉乃渐复，目开能言，手足展动。然后纯用补血之剂以填之，月余而起。盖人生不外气血两端，血脱则气亦脱，用人参以接其气，气稍接即当用血药，否则孤阳独旺而阴愈亏，先后主客之分不可不辨也。

治 翻 胃

嘉兴朱亭立曾任广信太守，向病呕吐，时发时愈。是时吐不止，粒米不下者三日。医以膈证回绝，其友人来邀诊，余曰：此翻胃，非膈证也。膈乃肺胃干枯，翻胃乃痰火上逆，轻重悬殊。余以半夏泻心汤加减治之，渐能进食，寻复旧。从此遂成知己，每因饮食无节，时时小发，且不善饭，如是数年，非余方不服，甚相安也。后余便道过其家，谓余曰：我遇武林名医，谓我体虚，非参附不可，今服其方，觉强旺加餐。余谓：此乃助火以腐食，元气必耗，将有热毒之害。亭立笑，而腹非之，似有恨不早遇此医之意。不两月，遣人连夜来迎，即登舟，抵暮入其寝室，见床前血污满地。骇问故，亭立已不能言，惟垂泪引过作泣别之态而已。盖血涌斗余，无药可施矣，天明而逝。十年幸活，殒于一朝，天下之服热剂而隐受其害者，何可胜数也。

王士雄按：服温补而强旺加餐，病家必以为对证矣，而孰知隐受其害哉。更有至死而犹不悟者，目击甚多，可为叹息。

治对口 二则

平湖徐抡斋阴毒对口①，颈项漫肿而色紫，有头如痘者百余，神烦志乱，医者束手，就治于余。余曰：此乃阴毒兼似有祟。其家为述患病之后，鬼声绕屋，鬼火不断。余曰：且敷药试之。色稍鲜，肿亦稍消，明晨视之，色转淡红，其如痘者俱出，微脓而低软，中聚一头，亦不甚大，势已消其十之三，神亦渐清而思饮食。病虽属阴亦不可用热药以增邪火，惟和血通气，使营卫充盈，使血中一点真阳透出，则阴邪自退。若热补则反助毒火，而生机益绝。故治外科之阴证，非若伤寒之阴证，为外感之寒邪，可专用桂、附以驱之也。今之号外科者，惟拾内科之绪论②，以为热可御寒，则贻害不小矣。

白龙桥吴时臣年七十余矣，患对口痛欲绝，余视其外无围药③，疮内反有插药④五条，乃三品一条枪⑤。此古方蚀顽肉之恶药，而近日医者误以为必用之品，所以痛极昏迷。余悉拔去，糁以珠黄解毒散，其痛立除而神安，复用围药裹住其根，使疮头高而脓易出。或谓七旬之人精力已衰，宜用温补。余曰：外证俱属火，苟非现证虚寒，从无用热药之理。进清凉开胃之剂，胃气开则肌肉自生。调养月余而愈，精神较胜前矣。

---

① 对口：病证名，即脑疽，又名对口发、对口疮、对口疽，指生在脑后、部位跟口相对的疽。

② 绪论：绪余，余留的言论。《说文》："绪，丝端也。"

③ 围药：指外科用来涂敷在疔疽周围来截断其向外扩散的药剂。

④ 插药：指插入疮内的细药条（药粉加厚糊制成的线药条），有腐蚀作用。

⑤ 三品一条枪：方药名，出自《外科正宗》，由明矾、砒石、雄黄、乳香四味药物组成。三品，指方中有明矾、砒石、雄黄三种主要药物，乳香有调糊作用。一条枪，指该方的使用方法是将药搓成药条，像枪一样插进疮孔之内以祛除腐肉。

茸附治痛疽说

《容斋四笔》载：时康祖病心痔①二十年，用《圣惠方》治腰痛者鹿茸、附子服之，月余而愈。《夷坚》已志书其事。予每与医言，辄云：痛疽之发，蕴热之极也，乌有翻②使热药之理？福州医郭晋卿云：脉陷则害漏，陷者冷也，若气血温暖则漏自止，正用得茸附。按《内经·素问·生气通天论》曰：陷脉为瘘，留连肉腠。注云：陷脉谓寒气陷缺其脉也，积寒留舍，经血稽凝，久瘀内攻，结于肉理，故发为疡瘘，内腠相连。此说可谓明白，故附记于此，庶几或有助于疡医云。

案：此则所论以热药治痛疽，正灵胎先生所谓证现虚寒也。苟非证现虚寒，无用热药之理。奈外科多脉理不精，但袭前人之说，妄用热补，则贻害匪细矣。

产后肠痈

洞庭某妇产后小肠痛甚，恶露不止，奄奄垂毙。余诊之曰：恶露如此多，何以其痛反剧？更询其所行之物，又如脓象。余曰：此乃子宫受伤，腐烂成痈也。宜令名手稳婆探之。果然。遂用绵作条，裹入生肌收口之药，而内服解毒消瘀之方，应手而愈。凡产后停瘀，每多外证，如此甚多，不可不知也。

治流注 二则

苏州一小儿甫九龄，颇聪慧，而患流注肩背腰胁十余处，

---

① 心痔：据下文描述，疑似现代医学的"动静脉瘘"。

② 翻：反而。

百端医治无效。余视之曰：此惟大活络丹能愈。服至三十余丸，未破者消，已破者收口，更服补气血之药而愈。盖流注一证，由风寒入膜所致，膜在皮中，旁通四达，初无定处，所以随处作患，此真脉络之病。故古人制大活络丹以治之，其余煎丸皆非真治。所谓一病有一病之法，药不对证，总难取效也。

嘉兴①张卓舟未弱冠，患流注五年，自胁及腰腿连生七八孔，寒热不食，仅存人形。历年共服人参二三千金，万无生理。父母先亡，只有慈母，其伯悉收其田产、文契，专待其毙而取之。其从兄汪干造余家哀恳，余颇怜之，破格往视，半身几成枯骨。此乃虚痰流注，医者不能治其经络之痰，徒费重赀而无一中病者。则药之误，而非病之真无活②也。余用大活络丹为主，而外敷拔管生肌之药。医者闻之大笑曰：活络丹辛暴之药，岂可入口？盖彼惟知俗本所载乌头、蚯蚓之"活络丹"，而不知古方五十余味之"大活络丹"也。盖流注之痰，全在于络，故非活络丹不效。以后脓稀肉长，管腿③筋舒，渐能起立，不二年而肌肉丰肥，强健反逾于常。鸣呼！不知对病施药，徒事蛮补，举世尽然，枉死者不知其几也！

王士雄按：大活络丹治虚痰流注，深为合法，而外科不知也。若实痰则控涎丹最妙。以上《洄溪医案》

案：所录《洄溪医案》十则，虽方药未甚详，而其论症论治、对病施药，无不洞中窍要④，并深言误用药剂之害。具见一病，自有一病之治法。病者宜审慎服药，医者尤当审慎用药，俱未可以轻试也。

---

① 嘉兴：《洄溪医案》作"嘉善"。
② 活：《洄溪医案》作"治"。
③ 腿：《洄溪医案》作"退"，义胜。
④ 窍要：关键，要害。

医方丛话

一二〇

卷　五

瘴　说

宋世士大夫称广西昭州、广东新州为大法场，英州为小法场。又有谚曰：高窦雷化，说着也怕①。其瘴气之轻者寒热往来，有似痁疟②，谓之冷瘴；重者纯热无寒，蕴热沉沉，无昼无夜，谓之热瘴；最重者一病则哑而失音，谓之哑瘴。冷瘴未必死，热瘴久必死，哑瘴治得其道，间亦可生。冷瘴以疟治，热瘴以伤寒治，哑瘴以失音伤寒治。又有遇热瘴刺上下唇之一法，捻去唇血，以楮叶擦舌，再令病人并足而立，刺两足后腕横缝中青脉，血出如注，更取青蒿和水服之即愈。详《岭外代答》。今昭、英及高、雷所属均无瘴疠，惟太平、泗城、镇安、琼州水土为劣，泗城最甚。《麓漠荟录》

治　瘴

炎方土脉疏，地气外泄，人为常燠③所熯④，肤理不密⑤，两疏相感，草木之气通焉。上脘郁闷虚烦，下体凝冷，吐之不可，下之不可，用药最难。但宜温中固下、升降阴阳，及灸中

---

① 高窦雷化，说着也怕：古民谚，谓高州、窦州、雷州、化州酷热疫瘴，不宜人居，四地皆在广东省。《舆地纪胜》引《图经》云："五岭之南号为瘴乡，高窦雷化，俗有'说着也怕'之谚。"

② 痁（shān 山）疟：疟疾的一种，多日一发。

③ 燠（yù 玉）：暖，热。

④ 熯（hàn 汉）：热，烘烤。

⑤ 密：原作"灭"，据《赤雅》改。

脘、气海、三里，或灸大指及第五指①，皆能止热。予试立验。如用大柴胡汤及麻黄金沸草散、青龙汤，是胶柱鼓瑟也，鲜不败矣。

哑 瘴

中瘴失语，俗谓中草子，移时血凝，立死。其法用针刺头额及上唇，仍以楮叶擦舌，令出血，徐以药解其内热，应手立效。以上《赤雅》

案：《赤雅》所谓大柴胡等汤散不可用，即指以治伤寒、治疟等症者而治瘴也。兹并录之，特为揭出治法可从《赤雅》。

治 蛊 方

蛊毒在上，则服升麻吐之；在腹，则服郁金下之；或合升麻、郁金服之，不吐则下。宋·李巽岩②侍郎焘为雷州推官，鞫狱③得此方，活人甚多。见《范石湖集》。《升庵全集》

又 方

苗人能为蛊毒，其术不可思议。大约其用蛊，恒在冷茶冷酒中，及菜蔬肉食中，第一块上。行其地者，虑为所毒，宜带甘草嚼而咽汁，中毒即能吐出，仍以炙甘草三两，生姜四两，水六升，煮二升，日三服。若含甘草而不吐者，非毒也。又三七末、荸荠，皆可解。又白矾、细辛为末，各五钱，新汲水调

---

① 大指及第五指：当指足部隐白、至阴穴，分别位于足大趾、足小趾。
② 李巽岩：李焘（1115—1184），宋代眉州丹棱（今四川省眉山市丹棱县）人，字仁甫，一字子真，号巽岩。
③ 鞫（jū 居）狱：审讯犯人。鞫，审讯，穷究。

下，得吐即止。《峒溪纤志》①

岭南俚人解蛊毒，畏人知其方，乃诡言三百头牛药，或云三百两银药。久与亲狎，始得其实，所云三百头牛药者，土常山；所云三百两银药者，马兜铃②也。俱用水煎服，即愈。

治金蚕蛊

马监场③云：泉州一僧能治金蚕蛊毒。如中毒者，先以白矾末令尝，不涩，觉味甘，次食黑豆不腥，乃中毒也。即浓煎石榴根皮汁饮之，下即吐出，有虫皆活，无不愈者。李晦之云：凡中毒，以白矾、芽茶捣为末，冷水饮之。《西溪丛语》

《香祖笔记》载：椰杯见毒则裂，南人多制为食器，以辟蛊。

金疮统论

人为兵器所伤，出血者必甚渴，不可即与饮，食恐簇毛在吻，须干食，食肥腻之物无所妨害，贵解渴而已，不可多，食粥则血沸出，人必死矣。所忌者有八焉：一曰嗔怒，二曰喜笑，三曰大言，四曰劳力，五曰妄想，六曰热羹粥，七曰饮酒，八曰咸酸，此八者犯之，未有不死者矣。夫金疮不可治之者有九焉：一曰伤脑户，二曰伤天窗，三曰伤臂中跳脉，四曰伤髀中阴股，五曰伤心，六曰伤乳，七曰伤鸠尾，八曰伤小肠，九曰伤五脏，此九者皆死处也。又曰金疮不可治之者有四焉：一曰脑髓出；二曰脑破而咽喉中沸声哑，目直视；三曰痛不在疮处

---

① 峒溪纤志：清代陆次云撰，笔记体著作，汇集了西南地区少数民族风俗物产等丰富资料，续编有《峒溪纤志志余》一卷。

② 马兜铃：《峒溪纤志》作"马兜铃藤"。

③ 监场：宋代职官名，监为物务而设，亦为直隶于朝廷的地方行政机构。

者，此谓伤经脉矣；四曰出血不止，前赤后黑，或自肌肉腐臭，寒冷坚忍，其疮难愈，此四者皆不可疗矣。除此之外，复诊其脉，脉虚细者生，数实者死，沉小者生，浮大者死。其所伤在阳处，出血过度，而脉微缓者生，急疾者死矣。

治金疮方

五月五日平旦，使四人出四方，于五里采一方草木茎叶，每种各半把，勿令脱漏一种，日午时切、硙捣令极烂，仍先拣好石灰一斗，同杵之。复选大实树三两株，凿作十窍，令可受药，然后实于窍中，紧筑之毕，即以麻皮系之，用麻捣石灰密泥，不令泄气，更以皮缠定令牢。到九月九日子时取出阴干，百日药成，捣之，曝令极干，更捣，用绢罗之。凡有金疮伤所出血，用药封裹，勿令转动，十日即瘥矣，不脓、不肿、不畏风。若伤后数日始得药，须先用温水洗令血出，即敷之。此药大验如神，须多配制之，金疮之药无出此者。

治金疮中风痉口不语方

赤箭一两　桂心三分　防风三分，去芦头　天南星三分，炮令烈①　白附子半两，泡烈　巴豆二分，去皮及心，然后研之极烂，用纸裹压去油。又法：用吴茱萸汤浸七遍，焙干，微炒　朱砂一两，水飞过　干姜一分，泡烈　附子三分，去皮尖脐，泡烈　干蝎半两，生用

上件捣罗为末，用酽醋三升熬成膏，丸如桐子大，每服三丸，不计时候，熬葱酒下，服后汗出为效。

---

① 炮令烈：《虎钤经》作"泡令烈"，疑为"炮令裂"之误。下"泡裂"同。

金疮辟风止痛方

当归半两，剉，微炒　川椒半两，去蒂及开口者，微炒出汗　泽泻半两　芎䓖一两　附子一两，去皮脐

上件共捣罗为末，若金疮有出瘀血，以温酒调下一钱，日三服。

金疮出血不止方

龙骨一两，剉，微炒　芎䓖一两　熟干地黄一两　鹿茸半两，去净毛，涂酥，炙令微黄色　乌樟根①三两　突厥白②一两

上件捣罗为末，敷在疮上血即止。如服，以温酒调下二钱，日三服。

金疮内漏方 并同下敷散方

金疮通内血者为内漏，而胁胀不能食，死。瘀血抟在于腹内，脉牢大者生，沉细者死。其方用：

虻虫三十枚去翅及足，微炒　桃仁一两，汤沉去皮尖双心，麸炒微黄　桂心一两五钱　川大黄三两，剉碎，微炒　水蛭三十枚微炒黄

上件为末，每服二钱，用童子小便一钟煎至五分，温和滓服，日五服，夜三服。如猝无小便，用水并酒代之，服讫，然后以胡粉散敷疮上。

胡粉散方

①　乌樟根：药名。《本草纲目·木部》："根似乌药香，故又名乌樟……根皮味辛，温，无毒。主治金疮止血，刮屑傅之，甚验。"
②　突厥白：药名。《本草纲目·草部》："味苦，主金疮，生肉止血，补腰续筋。出突厥。"

胡粉二两　干姜二两　生栗子二枚阴干，去皮

上件共研为细末，敷疮上即痊矣。

出箭头方

蜣螂自死者一枚　土狗子①三枚　妇人发灰少许

上件蜣螂去壳取其白肉，与二味同研如泥，用生油调涂中箭处，则如膏药。俟肉作痒，即以两手蹙之，其箭头自出。

出骨中箭头方

雄黄一分　蜣螂一分，末　研石灰末一分，牛粪火烧之，令赤色

威灵仙一分　朝牡鼠一枚去头，取血

上件为末，入鼠血，并炼蜜和丸，如黄米大，纳疮口中，其箭镞不拘远年，自出。

出肉中箭头方

巴豆一枚，去皮　腻粉一分　砒霜少许　磁②石半两，细研　蜣螂一枚

上为末，以鸡子清和丸如绿豆大。先以针拨开疮疥，用生男孩乳汁化一丸，拨在破处上，用醋和面纸封贴，常痒，痒极不可忍，其镞自出也。多年者两上，当年者一上即出。

箭镞出后服食方

牡丹皮半两　盐半两　白蔹半两

---

① 土狗子：蝼蛄的俗名，入药。
② 磁：原作"甆"，据《虎钤经》改，下同。

上共为末，每于食前以温酒调下二分。

中毒箭方

芦根一两　蓝叶①一两　紫檀半两　石灰末二两，以牛粪火烧令赤色

上为末，不拘时候以蓝叶汁调下一钱，或粥饮下之亦得。

中毒箭后皮肉瘀肿方②

梨母子一斤烂研，去核　盐麸子五两，捣之曝干，更捣用绢罗之，去粗滓　绿豆三两，炒熟　石灰末三两，牛粪火烧令赤　蓝子五两　黄连三两，去须　独颗栗子三两，生用　黑豆三两，炒熟　大黄五两　赤芍药三两

上共为末，炼蜜调为膏，每服以温酒下一茶匙，日三四服。

敷毒箭方

虻虫大者去翼，于端午日收之，阴干为末，每用一钱，拨开疮口，以药敷之，然后醋面糊纸靥子贴之，即出毒也。

又　方

石灰末二两，牛粪火烧令赤　密陀僧一两　黄柏半两，剉　腻粉一分

上为末，每用先以盐水洗疮，后用药敷之，日一换。

---

① 蓝叶：药名，即大青叶，又名蓝靛叶、蓝菜、大青。
② 中毒箭后皮肉瘀肿方：出《太平圣惠方》卷六十八，名"梨母子煎"，主治毒箭所伤，皮肉瘀肿疼痛。

治刀枪破腹肠胃突出方

磁石三两，烧红醋淬七次，捣碎研如粉　　滑石三两　　铁绣①三两

上为末，敷枪破腹肠胃上，后别以磁石末，用粥饮调下一钱，一日三四服。

腹破缝补方

又若皮肉断裂，剥取新桑白皮作线缝之，以新桑白皮裹之，又以新桑白皮汁涂之，极妙。小疗但以桑白皮裹，便如筋断后亦封于上，可以续之。

案：以上共十六方，原书作一大段，连缀成文，余分开书写，仍按其次第，并标出方目，以便检阅。

军营疫气统论

结营须避山川卑湿之地，其湿燥毒气袭人口鼻者，则山瘴之疟疠生焉。又若寒暑之气不节，夏寒冬燠，或夏伤于大暑，热气盛藏于皮腹之间，加以士卒之众气相蒸为温臭，则时疫生焉。抑又有所营之地，士卒不便水土之性、温凉之气，致阴阳二气紊乱于肠胃间，则霍乱吐泻生焉。斯之三者，众气生疾之地，十有五六焉。故临戎之际，得不预备之乎。

治疫气方军营用，下三方同

茵陈二两　　大麻仁五两，研如膏　　豆豉五分，炒干　　常山三两

---

① 绣：疑为"锈"之误字。

栀子二两　芒硝三两，细研　鳖甲二两，涂醋汁令去裙襕①　杏仁二两，汤浸去皮尖双仁，面炒微黄色　巴豆一两，去皮心，炒令黄，纸裹压去油，细研

上为末，合匀，炼蜜和捣五六百杵，丸如桐子大，每服粥饮下三丸，或吐或痢或汗。或不吐痢或不汗，再饵之。若更不吐痢，以热粥饮投之，观其症候加减。

霍乱吐泻方

桑叶一握　褊一作篇　竹一握

上细剉末，用水一大盏服。

山瘴疟方

常山三两　乌梅二十七枚　瓤带三寸　独颗蒜一枚

以酒二大盏，作二服，首一服先未发时吃，次一服临欲发时服。如不发即止。

温　疟　方

麻黄一两，去根节　牡蛎粉一合合一作分　蜀漆半两　甘草半两　犀角屑半两　知母半两

上为末，用水两大盏，慢火煎一盏半，去粗，分三服，早起、午初、夜服之。

治士卒轵瘃方

士卒涉水踏冰，蒙犯霜雪寒风、一切凌冻所苦，或失于饮

---

① 裙襕（lán 兰）：鳖甲边缘的肉质部分。

食，肌①体虚劳，故头目手足皲瘃也。

治手足皲瘃血出方

用猪胰洗之，立止。

手足皲瘃方

取川椒四合，以水煮之，去滓，倾出令燥，须臾复浸，干即涂羊猪脑髓，尤妙。

涉水冒霜手足冻裂方

取菱叶浓煎汁，热洗之，效。

手足冻裂成疮方

以羊髓熬成膏油，入炒黄丹，搅匀，令搽涂之，三五次即愈。

手足指节冻裂欲落方

莱州青石②作器物者，用刀子细刮取末，欲落指节尚③柱文缕微连，便以石灰末④厚覆其上，以帛子系缠之，其痛即止，其指十日复安矣。

案：以上五方，原书作一段，余分列之，以便检阅。

---

① 肌：原作"饥"，据《虎铃经》改。
② 莱州青石：即莱州滑石，常用雕作小件，民间以刀刮末，敷伤口止血用。
③ 尚：《虎铃经》作"相"。
④ 石灰末：即所刮取的青石细末。

治马金疮药方

马中金疮，肠胃突出，用芍药、黄耆①、当归、芎䓖、白芷、续断、鹿茸、黄芩、细辛、干姜、附子，以上各三两，上为末，先将②酒令醉，服五分七③，日三服，稍加到方寸，立愈。以上《虎钤经》

蒙古治重伤法

《元史》：布扎尔旧名布智尔，从征回回，身中数矢闷绝，太祖命剖一牛纳布扎尔于腹，浸热血中，移时遂苏。郭宝玉从讨契丹遗族，胸中流矢，太祖命剖牛腹纳其中，少顷乃苏。李庭攻沙洋新城，中炮坠城下，矢又贯胸，气垂绝，伯颜④命剖水牛腹纳其中，乃活。俱见各本传。谢睦欢⑤从攻西京，被⑥三矢仆城下，太宗命人拔其矢，剖牛肠，裸而纳诸牛腹中，良久乃苏，见《谢仲温传》。此蒙古治重伤法，盖借生气以续命也。《廿二史札记》

治 刃 伤

凡杀伤不透膜者，乳香、没药各一皂角子大，研烂，以小便半盏、好酒半盏同煎半，温服，然后用花蕊石散，或乌贼鱼

---

① 黄耆：原作"黄蓍"，据《虎钤经》改。今通作"黄芪"。
② 将：《虎钤经》作"饮"。
③ 七：据下文"稍加到方寸"，疑为"匕"形近之误字。
④ 伯颜：原作"巴延"，据《廿二史札记》改。伯颜，蒙古八邻部人，元朝大将。
⑤ 谢睦欢：元人，著名武官，谢仲温的父亲。
⑥ 被：遭受。

骨，或龙骨为末，敷疮口上即止。昔推官宋琭定验两处杀伤，气尚未绝，亟令保甲取葱白热锅炒热，遍敷伤处，继而呻吟，再易葱白，则伤者无痛矣。

案：《调燮类编》载此方，云：用带须葱炒熟，捣烂，乘热敷伤处，冷则频换，血不止用面罨。《蓬窗附录》载此方，亦云用带须葱见卷三，似可酌用葱白带须者。

附花蕊石散方

乳香　没药　羌活　紫苏　草乌　厚朴　白芷　细辛　降香　当归　南星　轻粉　苏木　檀香　龙骨各二钱　麝香三分　蛇含石二钱，童便煅三次　花蕊石五钱，童便煅七次

上共研极细，罐收听用。葱汤洗净，用此糁之，软绵纸盖扎，一日一换，神效。

治刀伤血出不止

被刀伤血出不止者，用紫藤香即降香佳者，瓷瓦锋刮下，石碾碾细，敷之血即止，又无瘢痕。

《洗冤录表》云：必用瓷瓦锋刮下，又必用石碾者，忌铜铁器也。

又　方

血流不止者，用千年石灰老城墙上石灰可用或生半夏研末敷上，或用干面和白糖撒伤处，皆效。

治骨折筋断

骨折筋断，痛不可忍，取路旁墙脚来往人小便处日久碎瓦片，洗净，火煅，醋淬五次，黄色为度，刀刮为细末，每服三

钱，好酒下。此方极效，不可轻忽。

治金疮肠出

金疮肠出，用小麦五升，水九升，煮四升，绵滤净汁，待极冷，令病人卧席上，一人含汁噀①其背，则肠渐入。噀时勿令病人知之，及多人在旁言语。如未入，抬席四角轻摇，则自入。既入者，须用麻油润线缝紧，仍用润帛扎束，慎勿轻动，使疮口复进。

《调燮类编》载：金疮腹破肠突出，用干人粪抹肠即入。

治箭镞伤

箭镞伤，用陈腌肉去皮，取红活美好者，用其肥，细切剉浓，将象牙末及人所退②爪甲为末，共研极细，拌入所剉腌肉内，再为匀剉，令其合一，厚敷箭镞周围。一饭顷，其镞即自为迸脱。

治箭镞竹木器伤

被箭镞竹木器伤，用艾绒摊成饼，将火硝细末铺上。再用大蜣螂捣成末，铺火硝上，包伤处，一日夜即出。

治枪子③入肉

《洗冤录表》云：枪子伤人着肉里者，以大吸铁石吸之，其子自出。如用绿豆伤人者，则无可治矣。又方云：枪子着肉里

---

① 噀（xùn 训）：含在口中而喷出。
② 退：通"褪"，脱下。《红楼梦》第四九回："乐得玩笑，因而退去手上的镯子。"
③ 枪子：原目录作"铅子"。

者，用南瓜瓢敷之，其子自出。

《调燮类编》云：铅子入肉者，用水银从伤处灌入，则铅随水银而出。

案：以上治金疮等方，余接录于《虎钤经》后，以便军营检查应用。至各卷内尚多治刀伤及治破伤风等方，均经效验，皆可检用也。

治打伤眼睛

用生猪肉一片，以当归、赤石脂二味研末，掺肉上贴之，拔出瘀血，眼即无恙。

男女阴阳二症

男女因阴阳症死者，唇及指甲多青黯，甚或遍身皆紫，乃气绝血凝之故。试验阴阳二症，用鸡子四五枚煮熟去壳，用银簪横插微透，簪柄乘热置脐上，使簪直立，候鸡子热退取看，簪如青而微黑即属此症。再将所余鸡子如法用之，使热气透内，再用葱、椒捣烂涂脐上，灸三五壮或八九壮，得小便，益以数壮，汗出，紧束所灸毋令脱，如簪柄不青黑则非阴阳二症。

中暑气闭

卒然中暑气闭，取大蒜一握，道上热土杂研烂，以新水和之，滤去滓，灌之即苏。案：此方《香祖笔记》载之，见《避暑录话》也。

暍死于行路上，旋以刀器掘一土穴，入水捣之，取烂浆以灌，死者即活。又方云：路中仓卒无水，渴甚，急嚼生葱二寸许，和津同咽，抵饮水二升，治中暑迷闷者。

中暍不省人事者，切不可与冷水饮，与冷水吃即死。但且急取灶间微热灰壅之，复以稍热汤蘸手巾熨腹胁间一方云覆脐下及气海间，良久苏醒，不宜便与冷物吃。

《调燮类编》云：旅途中暑者，急就道上掬热土于脐上，拨开作窍，令人尿其中，次用生姜、大蒜细嚼，汤送下。

案：暍，音谒，伤暑也，中热也。《汉书·武帝纪》云：夏大旱，民多暍死。记余在台郡，曾于暑月上道，小憩路廊，见轿夫、挑夫多从裹肚兜中取蒜瓣嚼，和水咽之。是盖稍觉迷闷，而预为之解。愿知此法者可广为人告也。

解中银鉹毒

《洗冤录表》云：银鉹之"鉹"，药书作"銪"，鉹与銪字典俱无此字。后《救急方》内亦不言解救之法。解此毒者，服黄泥水二茶钟即愈。又方云：每日用饴糖四两，捻成小丸，不时以真芝麻油送下，亦即见效。

解中钩吻毒

钩吻即野葛，因入口钩人喉吻，故曰钩吻。广人谓之胡蔓草，又名断肠草，滇人谓之火把花，岳州谓之黄藤。春夏苗嫩毒甚，秋冬草枯稍缓。岭南花黄，滇南花红。解钩吻毒，取人粪汁，或白鸭或鹅断头滴血入口，或羊血灌之亦解，或葱汁或甘葛汁或鸡蛋清，皆可解。

解中鼠莽毒

莽草本作网①，人以毒鼠，故名鼠莽，食之令人迷冈。南

---

① 网：《本草纲目·草部》作"茵草"。

中川蜀以及上谷皆有之。解鼠莽毒，用黑豆汁可解。又方：用
藕节煎汤一碗，温冷灌之，毒即解。

解莨菪毒

莨菪，一名水莨菪，误食令人狂乱，或吐血闷乱如猝中风，
或似热盛狂病。用甘草汁或蓝青汁饮之，即愈。若服药即剧。

解中乌喙毒

朱晦翁[①]居山中，中乌喙毒几殆。因思汉质帝得水可活之
语，遂连饮水，大呕泄而解。

解中鸩鸟毒

《洗冤录表》云：解鸩毒，用干葛末，井水调服，即愈。又
方云：误食其肉，立死，惟得犀角，其毒即解。

治米面肉食积

《洗冤录表》云：面食积者，面为灰，多加炒焦麦芽。饭食
积者，饭食为灰，多加炒黄神曲。肉食积者，肉食为灰，多加
南山楂。米面肉食并积，则共为灰，多加麦芽各项，以好酒灌
下，再用消导之剂，外用生大黄为末，杂芒硝，酒调敷其前后
心及脐，再用艾灸三五壮，得汗即愈。若得便解更妙。

急救魇死

魇死不得用灯火照，并不得近前急唤，但痛咬其足跟及足

---

① 朱晦翁：朱熹，字元晦，一字仲晦，号晦庵，晚号晦翁，南宋著名
理学家。

大拇趾，频频呼其名，及唾其面，再灌以姜汤，便活矣。又方：用皂角末如豆许，吹两鼻内，得嚏则气通，三四日者尚可救。又方：魇死者，若身未冷，急以酒调苏合丸灌之，即活。

服木鳖子药啖猪肉致死

山塘吴氏年二十余，患便毒，清晨服木鳖子药，午后饱啖①猪肉，须臾叫躁死。

石膏和荞麦面作饼食致死

一妇人欲自尽，市砒，市人伪以石膏与之，归以和荞麦面作饼食之，死。

解苦杏仁毒

用杏树皮煎汤饮之，虽迷乱将死者亦可救。略用火炒，仍半生者食之，最能害人。

杏仁宜煮极熟

《癸辛杂识》载松雪②云：杏仁有大毒，须煮令极熟，中心无白为度，方可食用，生则能杀人。凡煮杏仁汁，若饮犬猫立死。

解莴菜毒

王舜求云：莴菜出呙国，有毒，百虫不敢近，蛇虺过其下

---

① 啖（dàn 淡）：吃。
② 松雪：赵孟頫，元代书画家，号松雪道人，故世以"赵松雪"称之。

误触之则目瞑不见物，人有中其毒者，惟生姜汁解之。

案：莴菜之葶①，今呼莴笋，食葶及菜者，每加姜丝，盖得法也。

解食鳖饮酒食红柿垂殆

昌国人买得鳖十数枚，痛饮大嚼，且食红柿，至夜忽大吐，继之以血，昏不知人，病垂殆。同邸有知其故者忧之，忽一道人云惟木香可解。但深夜无此，偶有木香饼子一贴，试用之。病人口已噤，遂调药撬灌，即渐苏，吐定而愈。

解食马肝毒

食马肝致毒，用猪骨灰、牡鼠屎、豆豉、狗屎灰、人头垢，并水服俱可。

解中牛马肉毒

中牛马肉毒，甘草煮浓汁，饮一二升，或吐或下，如渴不可饮水，饮之即死。

解中饮馔毒

凡中饮馔毒不知何物，即煎甘草荠苨汤，饮便解。荠苨又名甜桔梗，河南人呼为杏叶沙参，能解百药毒。

解饮酒中毒

饮酒中毒经日不醒者，用黑豆一升，煮取汁，温服一小杯，

---

① 葶：植物的地下部分抽出的无叶花茎。

不过三次即愈。

食忌三条

羊肝得生椒破人脏。猪肉得胡荽烂人脐一云烂人肠。牛肉同猪肉食成寸白虫。猪羊肉以桑楮柴煮炙之，亦成寸白虫也。以上《洗冤录集证》

夜藏饮食于器宜密

夜藏饮食于器中，覆之不密，鼠盗食不得至，环器而走，泪滴器中，食之得黄疾，通身如蜡。《续博物志》

饮　忌

饮酒食红柿令人心痛至死。生姜不可与烧酒同用。伤寒后不可饮酒。病眼者忌饮冷水。瓶内插花宿水及养腊梅花水，饮之能杀人。

蔬 食 忌

生姜同猪肉食发大风。韭黄滞气动风，共牛肉食成瘕。芫荽冬食发痼病。冬瓜多食阴湿生疮，发黄疸，九月勿食。一切瓜苦者有毒，两鼻两蒂者杀人。莳萝①根曾有食者杀人。独头蒜同蜜食杀人。苋菜多食动气烦闷，共鳖食生瘕杀人。

荤 馔 忌

患疟者勿食羊肉，恐发病致死。老鸡头有毒杀人。白鱼②

---

① 莳萝：植物名，又名洋茴香、野小茴、野茴香。
② 白鱼：即鲚鱼。《本草纲目·鳞部》："白亦作鲌，白者，色也。鲚者，头尾向上也……患疮疖人食之发脓。"

发脓，有疮疖人勿食。鲫鱼春不食，其头中有虫故也，食鲫鱼子再食麦冬杀人。鲂鱼患疳痢者禁之。鱼子不可与猪肝同食。一切鱼忌荆芥，犯必杀人。鳖忌苋，亦不可与鸡蛋及雀肉同食。蟹与芥汤同食吐血。蟹忌红柿，主吐血生藕汁解之。蚬多食发嗽，消肾。食鸭卵不可合蒜及李子、鳖肉。猪脑损阳，酒后尤不可食。猪临杀惊气入心，绝气归肝，尤不可食。

果 食 忌

一切果核双仁者害人。杏多食伤筋骨。杏仁久服目盲，眉发须落，动宿疾，双仁者杀人。李发疟，食多令虚热，和白蜜食伤人五内，久病者食李加重。甘蔗多食鼻血。胡桃多食动风痰、脱人眉，同酒肉食多咯血，有风病者勿食胡桃。有暗风者勿食樱桃，食之立发。樱桃经雨则虫自内出，人莫之见，水浸良久则虫自出，乃可食，然多食发暗风、伤筋骨。柿干者性冷，生者尤冷，食多腹痛。

解诸食物毒

冰水解花椒毒如神。食鸡子毒酽①醋解之。中诸般肉毒，壁土一钱，调水服之，或白扁豆烧末亦可。解中狗肉毒，杏仁三两，连皮研，温汤调服，吐出为妙。解中牛肉毒，猪牙烧灰，水调服，有食之生疔疮者，用菊花根水煎服，或用菖蒲研烂酒调服，取汗效。解中驴马肉毒，生芦根捣汁服，再用根煎汤洗浴，效。解中禽鱼鳖等毒，五倍子、白矾等分，水调服，或生芦根捣汁服，或橘皮煎汤服。凡饮食后心烦闷不知中何毒者，

---

① 酽（yàn 艳）：汁液浓，味厚。

急煎苦参汁饮之令吐。甜瓜多食作胀者，食盐花即化。解诸果毒，烧猪骨为末，水调服。以上《调燮类编》

案：《调燮类编》分列各样食忌甚繁，余摘其要害者录之，并录其解毒等方，以备检查。

食鳖蟹等物宜慎

鳖目白，腹下"五"字一曰"丹"字、"卜"字一曰"十"字者不可食。蟹腹下有毛杀人。白马鞍下肉食之伤人五脏。《酉阳杂俎》

《调燮类编》云：鳖目大者、赤足者、腹下生王字形者、三足者、独目者、腹有蛇蟠纹者，又蟹背上有星点者、脚生不全者、独螯者、独目者、两目相向者、足斑目赤者，皆不可食。又云夏月每有蛇化为鳖，切不可食。腹下有蛇纹者，蛇也。又云鳗鲡四目者杀人，背有白点无腮，或重四五斤及水行昂头者，并不可食。又云鲤脊上两筋及黑血有毒，溪涧中①毒在脑，俱不可食。又云误将苋鳖同食，腹中生鳖，服白马尿可消。

时行病后戒食

时行病后勿食鱼脍及蛏与鲤鱼、鳝鱼，再发必死。百日之内忌猪羊肉并肠血、肥鱼、油腻干鱼，犯者必大下痢，不可复救。又禁食面及荽、蒜、韭、薤、生菜、虾等物，此多致病，发则难治，又令他年频发。

孕妇戒食

孕妇食鳖令子项短及损胎。食蟹令子横生。食雀脑令子雀

---

① 中：此后《本草纲目·鲤鱼》有"者"字。

目。食雀肉、饮酒令子无耻多淫。鸡肉与糯米同食令子生寸白虫。食羊肝令子多厄。食山羊肉令子多病。鲤鱼与鸡子同食令子成疳多疮。食犬肉令子无声音。鳝鱼、田鸡同食令子喑哑。鸭子与桑椹同食令子倒生心寒。食驴、骡肉过月难产。

又孕妇将豆酱与藿同食堕胎。食茨菇恐消胎气。食梅、李令子青盲。食麋肉令子损目。以上《调燮类编》

药　忌

凡饵药者勿食鹿肉，必不得力。以鹿常啖解毒之草，能散诸药性也。此可补《本草》及《齐民要术》之遗。《升庵全集》

《续博物志》云：有黄连、桔梗勿食猪肉。有茯苓勿食酢①物。有细辛勿食生菜。又云芎藭不可久服，令人暴死。

《调燮类编》云：服药忌食芫荽、蒜、生菜。又服天冬、朱砂忌食鲤鱼。又食河豚鱼一日内不可服汤丸药，恐犯荆芥、桔梗、甘菊之类。

嗅视宜慎

嗅腊梅花生鼻痔《物理小识》。鹿茸内有小虫不可以鼻嗅，虫入鼻则药力不及《调燮类编》。仙人掌汁入目中使人失明《岭南杂记》。凌霄花、金钱花、渠那异花皆有毒，不可近视，有人仰视凌霄花，露滴眼中，后遂失明。《墨客挥犀》

---

①　酢（cù 醋）：酸涩。《急就篇》："酸咸酢淡辨浊清。"颜师古注："大酸谓之酢。"

卷　六

符咒治病即祝由之法也，《内经·贼风》①篇岐伯曰：先巫知百病之胜，先知其病所从生者，可祝而已也。观于此可知，祝由之法亦因其病情之由，而宣意导气以释疑而解惑，或有感应之理，此符咒所以著效也。余于各书所见，不乏传述纪载，特汇而录之，以便检查云。

治难产方

难产者用杏仁一枚去皮，一边书"日"字，一边书"月"字，用蜂蜜粘住，外用熬蜜为丸，滚白水下，或酒吞下，此方乃异僧所传。《露书》

案：《催生符》载此方云：去皮拆开，两边分写"日"、"月"于内，俱不用钩，因将二字如式书写。《催生符》止云滚水下。

《群芳谱》载一方：用莲花一瓣，书"人"字，难产者吞下即易生。

临产呼语忘敬遗

"语忘"、"敬遗"，二鬼名，妇人临产呼之不为害。《诺皋记》

横生倒产持咒

凡遇横生、倒产，切勿惊惶，妇人口中念"无上至圣化生佛"百遍，儿之手足即便缩入。《石室秘录》

---

① 内经贼风篇：为《灵枢·贼风》篇。

驱疫鬼符

豫章①之南数十里生米渡，乾道元年三月八日，有僧晨济将登岸，戒津吏曰：少顷见黄衫五人络笼而至者，切勿使渡，渡之则有奇祸至。取笔书三字，似符而非，了不可识，其文曰"彝籣乙"，以授吏，曰：必不可拒，当以此示之。语毕而去。吏不甚信也，然私怪之。至午，果有五黄衣如府州急足者，各负两箬笼②直前登舟，吏不许，皆怒骂，殆欲殴击，良久不解，吏乃取所书字示之，五人者一见乃狼狈反走，转盼③失所在，委十笼于岸侧。发之，每中有小棺三百具，吏焚棺而传其符，豫章人家家图供之。是时江浙多疫，惟此邦晏然，识者谓五人乃瘟部鬼也。《夷坚志》

祛疟神咒

祛疟神咒云：勃疟勃疟，四山之神，使我来缚，六丁使者，五道将军，收汝精气，摄汝神魂，速去速去，免逢此人，急急如律令。于疟发时诵之，即愈。《广异记》

书断疟方

尝见一书断疟方，看疟起何日，如甲乙日起，清晨用笔蘸墨在病人背后，男左女右写"计添宝"三字，丙丁日写"冯良友"，戊己日写"田良"，庚辛日写"任牙生"，壬癸日写"孟大春"，勿令他人见之，其疟即止。

---

① 豫章：地名，广义指江西省，狭义指今南昌地区一带。
② 箬（ruò 弱）笼：用箬叶与竹篾编成的盛器。
③ 转盼：犹转眼，喻时间短促。

书联生子

冯小沧员外云：滇南一士无子，其祀吕仙甚虔，一日有道人造门，嘱于卧床后柱上写"三更露结桃花实，二月春生燕子窠"十四字，书时默诵"易无思也，无为也，寂然不动，感而遂通"四语，诵七遍，勿令人知。士子遵行，果举一子，传之于人，多验。以上《麓溪荟录》

治鱼骾法

余知安州，有鼎州通判柳应辰为余传治鱼骾法：以倒流水半盏，先问其人使之应，吸其气入水中，面东诵"元亨利贞"七遍，吸气入水，饮少许，即差。亦尝试之，甚有验。《文昌杂录》

治蜈蚣螫蛇缠咒

禁咒治病，自古有之，往往文义不甚雅驯，而获效甚奇，殆不可以理测。余内人之乳母顾妪，其父曾习祝由科，传有二咒甚验，一治蜈蚣螫，咒云：止见土地，神知载灵，太上老君，急急如律令，敕。治法以右手按螫处，一气念咒七遍，即挥手作撮去之状，顷刻痛止。一治蛇缠，咒云：天蛇蛇，地蛇蛇，膡青地扁乌稍蛇，三十六蛇，七十二蛇，蛇出蛇进，太上老君，急急如律令，敕。凡人影为蛇所啄，腰生赤瘰，痛痒延至心则不可救，名蛇缠，亦名缠身龙。治法以右手持稻干一枝，其长与腰围同，向患处一气念咒七遍，即挥臂置稻干门槛上，刀断为七，焚之，其患立愈。又治蜈蚣螫方：急以手向花枝下泥书"田"字，勿令人见，取其泥向螫处擦之，即愈。《冷庐杂识》

辟蛇法：雄黄画作蜈蚣用黄纸藏身畔，辟蛇。《续物类相感志》

治乳痈法

令妇人于卧房门内立，将门关上，以所患乳头紧贴门板，男人于门外以食指于门板上紧对乳头画七圈，每画圈时默诵"殷郊太子治痈疽"七字，其法左乳右手，右乳左手，勿令外人见，如是早中晚三回，则立愈矣。《写本验方》

治汤火咒

俚巫多能持咒语而蹈汤火者，元仲弟得其诀，为人拯治，无不立瘥。其咒但云：龙树王如来授吾行持北方壬癸禁火大法，龙树王如来吾是北方壬癸水，收斩天下火星辰，千里火星辰必降，急急如律令。咒毕，手握真武印吹之，即用少许冷水洗，虽火烧手足成疮者，亦可疗治。《夷坚志》

疗 转 筋

木瓜味酢，善疗转筋。陶隐居云：如转筋时，但呼其名及书上"木瓜"字辄愈。《尔雅》：楙①，木瓜。转筋时呼楙为得。《续博物志》

口气鼻秽方

常以月旦②日未出时，从东壁取步七步，回头向垣立，含水噀壁七遍，口即美香。此名禁法

---

① 楙（mào 贸）：果木名，即木瓜树。
② 月旦：指旧历每月初一。

去口臭方

井花水三升漱口，吐厕中，良。以上《千金方》

太清外术

井口边草止小儿夜啼，着母卧荐下，勿令知之。寡妇藁荐①草节去小儿霍乱。莎衣②结治蟆螋疮。船底苔疗天行。生人发挂果树，鸟雀不敢食其实。

主夜神咒

雍益坚云：主夜神咒，持之有功德，夜行及寐，可已恐怖恶梦。咒曰：婆珊婆演底。以上《酉阳杂俎》

临睡呼趾离

《记事珠》载：梦神曰"趾离"，呼之而寝，梦清而吉。

夜睡咒辟梦魇

夜睡咒云：灵宝藏经，载汝之名，汝有五鬼，名曰摄精，吾知汝的，速离吾身，太上律令，化汝为尘，急急如太上帝君律令，敕。临睡时面北叩齿七遍，朝寝无失，可辟梦魇。《志雅堂杂钞》

案：此条下原注"平舟极山录"。

---

① 藁荐：草席。
② 莎衣：蓑衣。

又　法

屈大拇指，着四小指内抱之，积习不止，眠时亦不复开，令人不魇魅。

入山须知

入山念"仪方"二字以却蛇，念"仪康"二字以却虎，念"林兵"二字以却百邪。入山至山脚，先退数十步方上山，山精无犯。

《搜神异记》① 载：林林央央，山神之名，入山百步之外呼之，则能却百邪。

涉水须知

渡江河书"禹"字佩之，能免风涛之厄。或以手书"土"字可不惊恐。涉江海见奇形鱼兽，勿指示叫号，恐惑人，且易招祟。以上《调燮类编》。《续事物感应录》云：写"土"字手心内，下船无恐怖。

《五行书》载：船神名冯耳，下船三呼其名，除百忌。

辟　兵　咒

辟兵咒云：唵阿游哒利野婆呵。日诵数十百遍，可以避刀兵之厄。姑苏卢仁彦梦中神授，值明季鼎革②，一门获全。《神咒志》

---

① 搜神异记：晋代干宝著，又名《搜神记》《搜神录》《搜神传记》。
② 鼎革：旧时指改朝换代。

辟鬼邪

鼻中隔间穴名"山源"，亦曰"鬼井"，以手捏之，可以辟鬼邪。《真诰》

辟瘟疫

正月朔旦①及十五日，以赤小豆二七枚，麻子七枚投井中，辟瘟疫甚效。

辟蛇蝎蚊虫

端五②日午时，朱砂写"茶"字倒贴，辟蛇蝎。写"白"字倒贴柱墙，辟蚊虫。《留青集》

除虱蚤

口吸北方之气，呵笔端，书"敛深渊默漆"五字，置床帐间，虱即除。《存余堂诗话》

《群芳谱》载：端五日用熨斗烧枣一枚，置床下，辟狗蚤。

治疟法

执枣一枚，咒曰：吾有枣一枚，一心归大道，优他或优降，或劈火烧之。念咒七遍，吹枣上，与病疟人食之，即得愈。《峋嵝神书》

---

① 朔旦：农历每月初一，亦专指正月初一。

② 端五：即端午。唐代李匡乂《资暇集·端午》："端午者，案周处《风土记》：'仲夏端五，烹角黍。'端，始也。谓五月初五也。今人多书'午'字，其义无取焉。余家元和中端五诏书并无作'午'字处。"

解秤掀蛇法

台湾多蛇，能起地比人。人见之即取土掷起，呼曰"我高"，蛇即翻身仰卧；舒足盈千，人必散发示之，呼曰"我多"，蛇遂收足伏地。人即取身衣带尽断之，呼曰"我去矣"，蛇遂死。《台湾杂记》

余阅归安朱梅叔翊清所著《埋忧集》中载秤掀蛇一则云：俗传有秤掀蛇，人被秤者必死。又相传蛇之量人，其长过于是人则死。并谓：予年十六，偕弟载熙，至东栅金怀亭舅太翁家探病而还。中途闻耳后泼剌一声，回视则一蛇在地，昂首疾追而来，遍身星点，斑然如秤，离地约四五尺，惟后半着地，其行如风。予及弟魂魄皆飞，狂奔到家，问予母，母言此秤掀蛇也。后至冬杪①而弟病，至次年春分后竟卒，年二十。后见《台湾杂记》所云解之之法，恨当时未之知也。由是以观，俗说不厌多闻。

治蠼螋疮法

蠼螋②音瞿搜，虫名，《玉篇》曰蛷螋，《博雅》曰蟉蛷，昌黎诗蜿蛆乱蛷，蛆即此。吾乡俗呼为蛒蛸，二须、多足，状如小蜈蚣，而体较短阔，匿居隐处，溺射人影，令人生疮如热痱而大，身作寒热。《千金方》云：画地作蠼螋形，以刀细取腹中土，以唾和涂之，再涂即愈。近又传一方云：入夜以灯照生疮处之影于壁，百滚汤浇之即愈。此皆以影治影之法，气类相

---

① 冬杪：暮冬，农历十二月的别称。
② 蠼螋：昆虫名。唐代段成式《酉阳杂俎·广知》："古蠼螋、短狐、踏影蛊，皆中人影为害。"

感，抑何齐耶。《冷庐杂识》

治难产法

端午日午时，取天落水磨朱写一"龙"字，明年若又雨，取水磨墨写一"龙"字，如钱大，二字合作一丸，妇人难产者，乳香汤吞之。生出，男左女右手中握字丸即下。如次年无雨，前字无用矣，可写百字以济人。《云笈七笺》

案：此写法如遇端午日有雨即可写，以冀来年有雨，不可因难而止。

神仙梳头法

周天祐言：冬至夜子时，梳头一千二百，以赞阳出滞，使五脏之气终岁流通，谓之神仙梳头法。《晁氏客话》①

胎衣不下

产妇胎衣不下，用本夫裤子倒束产妇腰肚。《写本验方》

预避瘟疫方

五更时投黑豆一大握于井中，勿使人见，凡饮水家俱无传染。若食河水之处，各家于每日清晨投黑豆一撮于水缸中，全家无恙。《普济良方》

截 疟 方

五月五日，用全本《时宪书》烧灰，雄黄酒调为小丸如桐

---

① 晁氏客话：《四库全书》收作《晁氏客语》。

子大，每清晨开水吞下一丸。《普济良方补遗》

治小儿夜啼

花火膏治夜啼，用灯花一颗涂乳上，令儿吮之。《兰台轨范》

食饭辄噎

近予饭时辄塞胸不下，苦之。或曰：即箸戳饭碗底，因通其噎。试之果验，亦以知医之为言意也。《窦存》

卷　七

制　剂

　　古时权量甚轻，古一两今二钱零，古一升今二合，古一剂今之三服。又古之医者皆自采鲜药，如生地、半夏之类，其重比干者数倍。故古方虽重，其实无过今之一两左右者。惟《千金》《外台》间有重剂，此乃治强实大症，亦不轻用也。若宋元以来，每总制一剂，方下必注云每服或三钱或五钱，亦无过一两外者，此煎剂之法也。末药则用一钱匕，丸药则如梧桐子大者十丸加至二三十丸。试将古方细细考之，有如今日二三两至七八两之煎剂乎。皆由医者不明古制，以为权量与今无异，又自疑为太重，为之说曰：今人气薄，当略为减轻。不知已重于古方数倍矣。所以药价日贵，而受害愈速也。又有方中熟地用三四两，余药只用一二钱者，亦从无此轻重悬殊之法。要知药气入胃，不过借此调和气血，非药入口即变为气血，所以不在多也。又有病人粒米不入，反用腻膈酸苦腥臭之药，大碗浓煎灌之，即使中病，尚难运化，况与病相反之药填塞胃中，即不药死亦必灌死。小儿尤甚。又不论人之贫富，人参总为不㡗之品，人情无不贪生，必竭蹶①措处，孰知反以此而丧身。其贫者送终无具，妻子飘零，是杀其身而并破其家也。吾少时见前辈老医，必审贫富而后用药，尤见居心长厚。况是时参价犹

---

　　① 竭蹶：尽力。明代张煌言《与某书》：“苟有利于国家，有益于桑梓，无弗竭蹶以告当事。”

贱于今日二十倍，尚如此谨慎，即此等存心，今人已不逮昔人远矣。《慎疾刍言》

药量称考

《道藏》孙真人《备急千金要方》云：刀圭者，十分方寸匕[①]之一，准如桐子大。方寸匕者，作匕正方一寸，抄散取不落为度。其言寸者，言周汉尺法。刀圭者，重三十黍。方寸匕者，重三百黍也。刀圭即刀匕，匕者曲刀首中洼处可抄物，古所谓匕首者也。又云钱匕、半钱匕、钱五匕，此则分三等，古钱五铢五百黍，半钱匕二百五十黍，钱五匕七百五十黍也。宋校正《伤寒论》及金·李杲又言：六铢为一分，今之二钱半。此则误读《千金方》者，宋金时两重七十铢，岂可六铢为二钱半。盖互求下算，易于倒误，读古方者当审之。《癸巳类稿》

论 刀 圭

《谈征》载《本草》云：刀圭者，十分方寸寸[②]之一，药准如梧桐子大。《释名》：妇人上服曰袿，其下垂者上广下狭，如刀圭尖。刀圭，《本草》以状药之大小，《释名》以见燕尾之广狭，未有明言其义者。盖刀锐处如圭首，故曰刀圭，犹刀尖也。匕，匙也。方一寸，得十分，一分如桐子大。《池北偶谈》谓：刀圭字常用，未有确义。《碧里杂存》云：在京师买得古错刀三枚，形似今之剃刀，其上一圈如圭璧之形，中一孔即贯索之处，盖服食家举刀取药，仅满其上之圭，故谓之圭，言其少耳。案：

---

① 匕：原脱，据《癸巳类稿》卷十四补。
② 寸：据上文《药量称考》及下文文义，疑为"匕"之误字。

古错刀即新莽之一刀，平五千一刀，二字以黄金错其文，古所谓金错刀者是也。

煎药服药法

煎药之法各殊，有先煎主药一味然后入余药者，有先煎众味后煎一味者，有用一味煎汤以煎药者，有先分煎后并煎者，有宜多煎者补药皆然，有宜少煎者散药皆然，有宜水多者，有宜水少者，有不煎而泡渍者，有煎而露一宿者，有宜用猛火者，有宜用缓火者。各有妙义，不可移易。今则不论何药，惟知猛火多煎，将芳香之气散尽，仅存浓厚之质。如煎烧酒者，将糟久煮，则酒气全无矣，岂能和营达卫乎。须将古人所定煎法细细推究，而各当其宜，则取效尤捷，其服药亦有益。古方一剂，必分三服，一日服三次，并有日服三次、夜服三次者。盖药味入口，即行于经络，驱邪养正，性过即已，岂容间断。今人则每日服一次，病久药暂，此一暴十寒之道也。又有寒热不得其宜，早暮不合其时，或与饮食相杂，或服药时即劳动冒风，不惟无益，反能有害。至于伤寒及外症、痘症，病势一日屡变，今早用一剂，明晚更用一剂，中间间隔两昼一夜，经络已传，病势益增矣。又发散之剂必暖覆令汗出，使邪从汗散，若不使出汗则外邪岂能内消。此皆浅易之理，医家、病家皆所宜知也。又恶毒之药不宜轻用，昔神农遍尝诸药而成《本草》，故能深知其性。今之医者于素不常用之药，亦宜细辨其气味，方不至于误用。若耳闻有此药，并未一尝，又不细审古人用法，而辄以大剂灌之，病者服之苦楚万状，并有因而死者而已，亦茫然不知其何故。若能每味亲尝，断不敢冒昧试人矣。此亦不可不知也。《慎疾刍言》

论泡药沃药诸法

凡泡紫苏、薄荷之类，先贮滚汤，后投以药而覆之，则香[1]气浓而色浅；先投以药剂，后沃以汤，则色浓而香气浅，其味则皆同也。凡欲升上之药，则泡之如此法，用其气也；降下则熟煮之，用其味也。近日因访同避地一友沈思诚，留坐久，忽云：我以上焦燥热，喉痛眼赤，乃用黄连解毒汤四味药剉碎，先以沸汤，后投以药，而覆之半时许服之，其香烈而味清，盖欲升上也。质之王韶卿，乃云：独不知大黄必候他药将熟而旋投之，即倾服，亦取[2]气能泻也。吾始得其义如此，因记之。

草药疗病当慎

村民多采草药疗病，或致殒命者有之。盖草药多有相似者，似是而非，性味不同，愚民不能别，一概与人服之，不至于误者寡矣。尝观《本草》云：山阳有草，其名曰黄精，饵之可以长生。山北有草，其名钩吻，入口即死。盖此草相类，而性善恶不同如此。又安吉朱氏亲友，有为子腹疼，教以取楝树东南根煎汤者，子初不肯服，其父挞之，既入口，少顷而绝。盖出土之根能杀人，朱氏不考古之过也。此表兄沈子成在安吉目击其事，尝以戒人。医家用桑白皮，《本草》云：出土者亦能杀人。可不戒哉。

---

① 香：原作"秀"，据《至正直记》改。
② 取：此后《至正直记》有"其"字。

五苓散隔年者勿妄服

五苓散隔年者，泽泻必变油，服之者杀人。惟见一方云：治项骨倒用隔年者。余皆不可不谨也。

滚痰丸勿轻服

吾乡王中锡制滚痰丸，疗疾甚妙，然亦有害人者。徒尝闻常熟一官甚壮实，每患痰热即服之，后因患脾泻脉绝，以致不救，盖过于此剂也。然此剂止可推利痰热，疾平则已，不已则伤元气，何可以素壮实而自欺耶。人非纯阳真人，焉能保其无七情之害，害则有损矣，壮实未可长恃也。以上《至正直记》①

《蒿庵闲话》载：有市医以滚痰丸治一老人致毙，其子将鸣之官，医出前药对众扬言曰：前所饵与此药形味不异耶？其子曰：不异。医曰：此药甚平，何能杀人，殆天命耳，不信吾当自饵之。因立吞一掬，其子去。明日医已死矣。盖青礞石炼制不易，而大黄、沉香并坠人元气故也。丹溪亦言：一人发疽后虚损，其人自以为风，煅青礞石，合白丸子料饮之而毙。青礞石之不可轻服如此。

金樱子说

金樱子止遗泄，取其温且涩也。世之用金樱者，待其红熟时取汁熬膏用之，大误也。红则味甘，熬膏则全断涩味，都失

---

① 至正直记：元代孔齐撰，又名《静斋至正直记》《静斋类稿》，笔记体著作。

本性。今当取半黄时采，干捣末用之。

枳实枳壳辨

六朝以前医方，惟有枳实无枳壳，故《本草》亦只有枳实。后人用枳之小嫩者为枳实，大者为枳壳，主疗各有所宜，遂别出枳壳一条，以附枳实之后。然两条主疗亦相出入。古人言枳实者便是枳壳，《本草》中枳实主疗便是枳壳主疗。后人既别出枳壳条，便合于枳实条内摘出枳壳主疗，别为一条，旧条内只合留枳实主疗。后人以《神农本经》不敢摘破，不免两条相犯，互有出入。予按《神农本经·枳实》条内称：主大风在皮肤中如麻豆苦痒，及除寒热结，止痢，长肌肉，利五脏，益气轻身，安胃气，止溏泄，明目。尽是枳壳之功，皆当摘入枳壳条后。别见主疗，如通利关节，劳气咳嗽，背膊闷倦，散瘤结，胸胁痰滞，逐水，消胀满，大肠风，止痛之类，皆附益之，只为枳壳条。旧"枳实"条称：除胸胁痰癖，逐停水，破结实，消胀满，心下急，痞痛，逆气，皆是枳实之功，宜存于本条，别有主疗，亦附益之可也。如此，二条始分，各见所主，不至甚相乱。以上《梦溪笔谈》

盐 药 考

今俗谚云"如盐药"，言其少而难得。《本草·戎盐部①》中陈藏器云：盐药，味咸无毒，疗赤眼，明目，生海西南雷

---

① 戎盐部：作"戎盐部"有误。戎盐，药名，在《本草纲目·石部》"盐药"条下。

诸州中，石似芒硝，入口极冷，可傅疮肿。又《本草》独自草①作毒箭，惟盐药可解。"戎盐"条中不言，恐有脱误。《西溪丛语》

服茯苓说

茯苓自是仙家上药，但其中有赤筋脉，若不能去，服久不利人眼，或使人眼小。当削去皮，切为方寸块，银石器中清水煮，以酥软解散为度，入细布袋中，以冷水揉摆，如作葛粉状，澄取粉，而筋脉留布袋中，弃去不用。其粉以蜜和如湿香状，蒸过食之尤佳。胡麻但取纯黑芝麻，九蒸九暴入水烂研，滤取白汁，银石器中熬，如作杏酪汤。更入去皮核研烂枣肉，与茯苓粉一处调和食之，尤有奇效。

苍 耳 说

药至贱而为世要用，未有如苍耳者。他药虽贱，或地有不产，惟此药不为间，南北夷夏，山泽斥卤，泥土沙石，但有地则产。其花叶根实皆可食，食之如菜，亦治病，无毒，生熟丸散无适不可，多食愈善，久乃使人骨髓满，肌理如玉，长生药也。杂疗风痹、瘫痪、瘰疬、疮痒，不可胜言，尤治瘿、金疮。一名鼠黏子，一名羊负来，《诗》谓之"卷耳"，《疏》谓之"枲耳"，俗谓之"道人头"。海南无药，惟此药生舍下，多于茨棘，迁客之幸也。以上《东坡杂记》

案：二说俱载《苏沈良方》中，余前录"苍耳子虫"曾附

---

① 独自草：《证类本草》卷八："有大毒。煎傅箭镞，人中之立死。生西南夷中，独茎生。《续汉书》曰：出西夜国，人中之辄死。今西南夷獠中，犹用此药傅箭镞。解之法，在《拾遗》石部盐药条中。"

苍耳考数语，未若是之详也。

豨莶丸表

宋·张咏《进豨莶丸表》：臣自吃百服，眼目清明，即至千服，髭须乌黑，筋力轻健，效验多端。臣本州有郡押衙罗守一，曾因中风坠马，失音不语，臣与十服，其病立瘥。又和尚智岩年七十，忽患偏风，口眼㖞斜，时时吐涎，臣与十服，亦便得瘥。今合一百剂，差职贡史元奏进。

制豨莶丸法

夏五月以来收之，每去地五寸剪刈，以温水洗去土，摘叶及枝头，凡九蒸九暴，不必太燥，但以取足为度。仍熬捣为末，炼蜜丸如梧子大。空心温酒或米饮下二三十丸。

案：此说乃唐·成讷《进豨莶丸方表》内语，讷弟訏年二十一，中风，伏①，服此丸得瘥，因而奏进其方。

冬瓜仁方

冬瓜仁七升，绢袋盛，投三沸汤②中，须臾取出曝干。如此三度，清苦酒渍一宿，曝干为末，日服方寸匕，能令人肥悦，明目，延年不老。又一方：取冬瓜子三五升，去皮，为丸。空心日服三十丸，令人白净如玉，又能补肝明目，治男子五劳七伤。以上《广群芳谱》

案：冬瓜仁第一方见唐·李石《续博物志》。

---

① 讷弟訏年二十一，中风，伏：《政类本草·豨莶》载："臣有弟訏年三十一，中风，床枕五年。"伏，卧床不起的意思。
② 汤：开水。

椰 子 浆

椰子生安南及海外诸国，木如棕榈，大者高百余尺，花白如千叶芙蓉，一本花只三五颗，其大如斗，至老①差小，外有黄毛软皮，中有壳，正类槟榔，壳内类萝菔②，皮味苦，肉极甘脆，蛮人甚珍之。中有汁，大者一二升，蛮人谓之椰子酒，饮之得醉。《交州记》以为浆者，是也。治消渴，涂髭发立黑。皮煮汁止血，疗吐逆。肉益气、生风。《渑水燕谈录》

三建汤说

三建汤所用附子、川乌、天雄，而莫晓其命名之义。比见一老医云：川乌建上，头目之虚风者主之；附子建中，脾胃寒者主之；天雄建下，腰肾虚惫者主之。此说亦似有理。后因观谢灵运《山居赋》曰：三建异形而同出。盖三物皆一种类，一岁为侧子，二岁为乌喙，三岁为附子，四岁为乌头，五岁为天雄，是知古药命名皆有所本祖也。《癸辛杂识》

附子茯苓说

公孙公曰昔人患冷疾，用金石药与土相和为末种韭。因论附子、茯苓之性，公曰：附子不可尝③饵。予曰：是二药正如君子、小人之性，所养弥久，则所存弥厚，如岁寒之松柏，根节叶实膏脂皆能却老轻身，其苗气灵液入于地中，千岁为茯苓，

---

① 老：原脱，据《渑水燕谈录》补。
② 萝菔：即萝卜。
③ 尝：《孙公谈圃》作"常"。

又千岁为琥珀，又千岁为瑿①，状如黑玉。小人反是，积小恶以至大害，如乌头其锐而修者为天雄，而两歧者为乌喙，歧而八角老者为附子，八角又别名侧子，数者其名异而一种，大抵愈久而愈毒，至于发为苗干尚能杀人，堇是也。《孙公谈圃》

麋鹿茸性异说

人之服药，当深辨阴阳之性，与夫本末功用之宜。盖有同等药物而阴阳实相反者，又有一体气血而功用之不同者，如麋茸、鹿茸是也。今士大夫多以麋鹿茸为补精益血之剂，而一种用之，而不知二者之性原自有异：麋茸补阳，利于男子；鹿茸补阴，利于妇人。按月令，仲夏日鹿角解，仲冬日麋角解。鹿以夏至陨角而应阴，麋以冬至陨角而应阳，故知二者阴阳之性不同也。今夫鹿肉暖以阳为体，麋肉寒以阴为体，以阳为体者以阴为末，以阴为体者以阳为末。末者，角也，其本末之功用不同又如此。《埤雅》曰：凡含血之物，肉差易长，其次筋难长，最后骨难长。故人自胚胎至成人，二十年骨髓方坚。惟麋鹿角自生至坚，无两月之久，大者乃重二十余斤，虽草木至易生者，亦莫能及之，此骨血之至强者，所以能补骨血，坚阳道，强精髓也。头为诸阳之会，与诸处血不同，今人刺麋鹿血以代茸者，谓茸亦血，此又谬也。《野客丛书》

又　茸　说

麋茸利补阳，鹿茸利补阴。凡用茸无取太嫩，世谓之茄子

---

① 瑿（yī 衣）：黑色的琥珀。琥珀最贵者名曰瑿，红而微带黑，然昼见则黑，灯光下则红甚也。

茸，但珍其难得耳，其实少力，坚者又太老。惟长数寸，破之肌如朽木，茸端为玛瑙红玉者最善。又北方沙漠中有麋麐麈骓麈①，极大而色苍，麂黄《麗濿荟录》作尻黄而无斑，亦鹿之类，角大而有文，莹莹如玉②，其茸亦可用。

案：《梦溪笔谈》此则前半所论与《野客丛书》语义相同，故特录其后截。

细 辛 记

东方、南方所用细辛，皆杜蘅也，又谓之马蹄香也。黄白，拳局③而脆，干则作团，非细辛也。细辛出华山，极细而直，深紫色，味极辛，嚼之习习如椒，其辛更甚于椒。故《本草》云：细辛，水渍令直。是以杜蘅伪为之也。襄汉间又有一种细辛，极细而直，色黄白，乃是鬼督邮④，亦非细辛也。

苏合香说

今之苏合香如坚木，赤色。又有苏合油如稠胶，今多用此

---

① 麋麐麈骓麈：《苏沈良方》清修敬堂刊刻程永培《六醴斋医书》本、清鲍廷博《知不足斋丛书》本作"麋麐驼鹿"，日本文化二年乙丑（1805）新刻宽政十一年己未（1799）山崎克明校刻本作"麋麐麈驼鹿"。按：麋茸前文已论，"又"不当仍论"麋"或"麋鹿"。麐，或指大鹿，或指水鹿，水鹿产南方，非文中所指北方之兽。麈，或泛指体型大的麋及其他鹿，或专指驼鹿。按上下文义，似应做"麋麈驼鹿"，且"驼鹿"为"麐麈"之注文。骓，古同"驼"。

② 如玉：原脱，据《苏沈良方》《梦溪笔谈》补。

③ 拳局：亦作拳踢。局促不得舒展；屈曲。

④ 鬼督邮：徐长卿、赤箭并有鬼督邮之名，据文义此处当是徐长卿。《本草经集注》云："鬼督邮之名甚多，今俗用徐长卿者，其根正如细辛，小短，扁扁尔，气亦相似。"

为苏合香。按刘梦得《传信方》用苏合香云：皮薄，子如金色，按之即小，放之即起，良久不定如虫动，烈①者佳也。如此则全非今所用者。更当精考之。以上《梦溪笔谈》

煮人参用流水说

孙思邈《千金方》"人参汤"言：须用流水煮，用止水则不验。人多疑流水无异。予尝见丞相荆公喜放生，每日就市买活鱼，纵之江中，莫不洋然，惟鳅鳝入江中辄死，乃知鳅鳝但可居止水，则流水与止水果不同，不可不知。又鱼②生流水中则背鳞白③，生止水中则背鳞黑而味恶，此亦一验。《补笔谈》④

收藏人参法

《物理小识》云：人参易蛀，见风日尤易蛀，惟纳新瓷器中密缄之，可经年不坏。

《调燮类编》云：人参易蛀，惟用盛过麻油瓦罐，洗净焙干，入华阴细辛，与参相间收之，可留经年。

阿魏三七试验

阿魏状如桃胶，其色黄如栗瓣者为上，色黑者不堪用。刘纯诗云：阿魏无真却有真，臭而止臭乃为珍。验法以半铢安熟铜器中一宿，至明沾处如白银，永无赤色即真。三七合金疮止血有奇效，试法以末糁猪血中，血化为水者真。《调燮类编》

---

① 烈：《梦溪笔谈》作"气烈"。
② 鱼：《梦溪笔谈》作"鲫鱼"。
③ 鳞白：此后《梦溪笔谈》有"而味美"三字。
④ 补笔谈：《梦溪笔谈》包括《笔谈》《补笔谈》《续笔谈》三部分。

麝香真伪

山中人说：猎者尝取麝粪，日干之，每得麝，裁四肘皮，剖脐香，杂干粪以实之。最大所谓当门子者，即预采虻去首足翅，日干以用之，是一麝获五脐之利。虻之性不良可知也。医者司徒生尝言：市麝脐宜置诸怀中，以气温之，久而视之，手指按之，柔软者真也，坚实者伪也。《麈史》

吸毒石真伪

吸毒石乃西洋岛中毒蛇脑中石也，大如扁豆，能吸一切肿毒，即发背可治。今货者，乃土人捕此蛇，以土和肉舂成，大如围棋子，可吸平常肿毒及蜈蚣蛇蝎等伤，置患处粘吸不动，毒尽自落。其石即以人乳浸，乳变绿色，亟远弃之，着人畜亦毒也。不用乳浸石即裂矣，一石可用数次。真脑石置蛇头不动为验。《岭南杂记》

石 斛 辨

石斛其说不一。庐江六安者色青，长二三寸，如钗股，世谓之金钗石斛，折之有肉而实，咀之有腻涎黏齿，味甘淡，此为最佳。如市中长而黄色及枯槁无味者，皆木斛也。因近日无不误用，故附记于此。

人 参 说

凡补气之药皆属阳，惟人参能补气而体质属阴，故无刚燥之病，而又能入于阴分，最为可贵。然力大而峻，用之失宜，其害亦甚于他药也。今医家之用参救人者少，杀人者多，盖人之死于虚者十之一二，死于病者十之八九。人参长于补虚而短于攻疾，医家不论病之已去未去，于病久或体弱或富贵之人皆必用参，一则过为谨慎，一则借以塞责。而病家亦以用参为尽慈孝之道，不知病未去而用参，则非独元气不充，而病根遂固，诸药罔效，终无愈期，故曰杀人者多也。或曰：仲景《伤寒》方中，病未去而用参者不少，如小柴胡、新加汤之类，何也？曰：此则以补为泻之法也。古人曲审病情，至精至密，知病有分有合，合者邪正并居，当专于攻散，分者邪正相离，有虚有实，实者宜泻，虚者宜补，一方之中兼用无碍，且能相济，则用人参以建中生津，拓出邪气，更为有力。若邪气尚盛而未分，必从专治，无用人参之法也。况用之亦皆入疏散药中，从无与熟地、萸肉等药同入感证方中者。明乎此，而后能不以生人①者杀人矣。

松　脂　说

松之精气在皮，故其脂皆生于皮，其质黏腻似湿而性极燥，故凡湿热之在皮肤者皆能治之。凡痈疽疮疥之疾，皆皮肤湿火所郁，必腐肉伤皮，流脓结痂而后愈。松之皮日易月新，脂从皮出，全无伤损，感其气，即成脓脱痂而愈，义取其象之肖也。

单方治病得效

凡药性有专长，此在可解不可解之间，虽圣人亦必试验而后知之。盖物之生各得天地一偏之气，故其性自有相制之理，

---

① 生人：犹活人，救生。

但显于形质气味者，可推测而知，其深藏于性中者，不可以常理求也。故古人有单方及秘方，往往以一二种药治一病，而得奇中。及视其方，皆不若经方之必有经络、奇偶配合之道，而效反神速者，皆得其药之专能也。以上《神农本草经百种录》

卷　八

闲中宜看医书

闲中宜看医书，遇有病人，纵不敢立方制药，亦能定众说之是非，胜于茫然不知，付诸庸医者也。《荆园语录》

脉　说

人禀天地五行之气以生，手三阳三阴，足三阳三阴合为十二经，以环络一身，往来流通，无少间断，其脉应于两手三部焉。夫脉者，血也。脉不自动，气实使之，故有九候之法。《内经》云：脉者，血之府。《说文》云：血理分衺①行体者，从辰从血，亦作脉。《通释》云：五脏六腑之气血分流四体也。《释名》云：脉，幕也。幕络一体，字从肉从辰，辰音普拜切，水之邪流也。脉字从辰，取脉行之象。无求子②云：脉之字，从肉从辰，又作衇，盖脉以肉为阳，衇以血为阴。华陀云：脉者，气血之先也。气血盛则脉盛，气血衰则脉衰，血热则脉数，血寒则脉迟，血微则脉弱，气血平则脉缓。晋·王叔和分为七表八里，可谓详且至矣，然文理繁多，学者卒难究白。宋淳熙中，

---

① 衺（xié 邪）：原作"亥"，误，据《说文》改。衺，斜。
② 无求子：朱肱号。朱肱（1050—1125），字翼中，号无求子，晚号大隐翁，宋吴兴（今浙江湖州）人，著有《伤寒百问》《南阳活人书》。

南康崔子虚隐君家彦①，以《难经》于《六难》专言浮沉，《九难》专言迟数，故用为宗，以统七表八里而总万病。其说以为浮者为表为阳，外得之病也，有力主风，无力主气，浮而无力为芤，有力为洪。又沉为实，沉者为里为阴，内受之病也，有力主积，无力主气，沉而极小为微，至骨为伏，无力为弱。迟者为阴主寒，内受之病也，有力主痛，无力主冷，迟而少快为缓，短细为涩，无力为濡。数者为阳主热，外得之病也，有力主热，无力主疮，数而极弦为紧，有力为弦，流利为滑。他若九道六极之殊，三焦五脏之辨，与夫持脉之道，疗病之方，其间玄②妙，具在《四脉玄③文》及《西原脉诀》等书，世以为秘授，始由隐君传之刘复真先生，先生传之朱宗阳炼师，炼师传之张元白高士，今往往有得其法者，学者其求诸。《辍耕录》

脉如澜说

脉何为而生，脉非气非血也，苟非气血，则脉安所附？然脉者，气血之所动也，是以阳日则气先血后，阴日则血先气后，是以脉居于中可知矣。盖脉者如水之澜，澜因风与水遇而成，不可以风与水为名也，脉亦然。脉因气血而动，不可以气与血为名也。是故脉者犹澜，为亲切也已。

数脉为病脉说

脉有七表八里九道，计二十四，见之于叔和《脉诀》，而数

---

① 崔子虚隐君家彦：家，《南村辍耕录》作"嘉"，家彦当作"嘉彦"。崔嘉彦（1111—1191），字希范，号紫虚，人称"崔真人"，南宋南康（今江西永修）人，道士。

② 玄：《南村辍耕录》作"元"，避玄烨讳。

③ 玄：《南村辍耕录》作"原"，避玄烨讳。

脉独无所属。盖数者，阴阳气血皆有余，脉道之太过，而不得其中之谓真病脉也，所见则为病随其阴阳上中下而察之。又况病之为字从"丙"，丙为火热，是以十分病证常有七分热三分寒，不然何以五脏六腑止言火而不言水耶。

肝脾脉位

人身之肝位在于右，而脉朕①却见左手。脾位在于左，而脉朕却见右手。此亦阴阳互藏其宅之义也。

男女之气分钟

男子之气始于子，子在下起，故男子之气钟于外肾。外肾者，督任二脉之交也。女子之气始于午，午在上起，故女子之气钟于两乳。两乳者，肺肝之脉始终也。

论　乳

女人产育，哺养以乳。乳之体居经络气血始终之间也。盖自寅时，气始手太阴肺经，出于云门穴，在乳上，阴阳继续以行周十二经，至丑时归于足厥阴肝经，入于期门穴，期门在乳下。出于上，入于下，肺领气，肝藏血，乳正居于其间也。

余阅《验方新编》载论乳岩一证，谓不易治，观此则益知所以不易治也。

---

① 朕：同"诊"，察看，诊察。《太平广记》卷四二八引唐·薛用弱《集异记·裴越客》："越客深异之，则遣群婢看朕之，虽鬓被散，衣破服裂，而身肤无少损。"

乳汁色白说

女子经脉色赤而乳汁色白，白者金之色也，金为气化之原，乳为赋气之始，是生养之根也。以上《蠡海集》

考：手太阴、阳明，金也。女子气始手太阴肺经，自金生也。臆说附此，申明乳汁色白之义。

十二经脉名义

① 证篇：指《癸巳类稿·持素证篇》。

余录《证篇》目录，聊以识十二经脉名义云。

医术论三焦

彭山有隐者，通古医术，与世诸医所用法不同，人莫之知。单骧从之学，尽得其术，遂以医名于世。治平中，予与骧遇广都，论古今术同异，骧既言其略，复叹曰：古人论五脏六腑，其说有谬者，而相承不察，今欲以告人，人谁信者。古说左肾其腑膀胱，右肾命门其腑三焦，丈夫以藏精，女子以系包①。以理主之，三焦当如膀胱有形质可见，而王叔和言三焦有藏无形，不亦大谬乎？盖三焦有形如膀胱，故可以藏有所系，若其无形尚何以藏系哉？且其所以谓之三焦者，何也？三焦分布人体中，有上中下之异，方人心湛寂，欲念不起，则精气散在三焦，荣华百骸。及其欲念一起，心火炽燃，翕撮三焦精气入命门之府，输泻而去，故号此腑为三焦耳。世承叔和之谬而不悟，可为长太息也。予甚异其说。后为齐州从事，有一举子徐遁②者，石守道③之壻④也，少尝学医于卫州，闻高敏⑤之遗说，疗病有精思。予为道骧之言，遁喜曰：齐尝大饥，群丐相脔割而食，有一人皮肉尽而骨脉全者，遁以学医故，往观其五脏，见右肾下有脂膜如手大者，正与膀胱相对，有二白脉自其中出，夹脊而上贯脑，意此即导引家所谓夹脊双关者，而不悟脂膜如

---

① 包：通"胞"，《本草纲目·蒺藜》："难产胎在腹中，并包衣不下及胎死者，蒺藜子、贝母各四两为末，米汤服。"此指女子胞，又名胞宫、胞脏、子宫、子脏等，为奇恒之腑之一，主月经和孕育胎儿。

② 徐遁：字正权，北宋齐州人。

③ 石守道：即石介，字守道，宋代散文家，泰山徂徕书院的创始人之一。

④ 壻（xù 序）：古同"婿"。

⑤ 高敏：高明聪敏。

手大者之为三焦也。单君之言与所见悬合，可以正古人之谬矣。
《龙川略志》

三　焦

　　医家载十二经之脉，其所言手少阳三焦者，人莫能指其定处。诸医家或分上中下三俞为三焦以敷衍之，然六阳经络皆为六腑之所系，故命为阳，未可统指背俞，漫无定所。盖三焦男子藏精之处，为肾脏之外腑，肾脏赋形有二，故膀胱、三焦分为其腑，即命门之关键也。或有被磔刑①者，见其膀胱后别有白膜，包裹精液，即三焦之谓也。世之盲医不察而妄相指拟，致使十二经之名顿缺其一，亦古今行医者之所宜晓也。《啸亭杂录》

　　案：《啸亭杂录》所言三焦，即苏黄门②所述，医言之意膀胱、三焦分为其腑，一云右肾下有脂膜如手大，一云膀胱后别有白膜包裹精液，其所指为三焦正相同，而俞理初《癸巳类稿》殊不以为然也。

三　焦　府

　　《灵枢·营卫生会》云：营出于中焦，卫出于下焦。又云：上焦如雾，中焦如沤，下焦如渎。按：三焦皆依胃，其治上焦膻中，中焦胃中脘，治在脐旁，下焦脐下当膀胱，其形质则依于手心主之三络。《灵枢·本藏》所以有知三焦厚薄、缓急、直结之言，经脉所以言"循属三焦"，"历络三焦"，有明训。《白

---

　　①　磔（zhé 哲）刑：古代的一种酷刑，即分尸。
　　②　苏黄门：即苏辙，字子由，曾官门下侍郎，门下侍郎旧称黄门侍郎，故世人称之"苏黄门""黄门公"。

虎通·性情》篇云：三焦者，包络腑也，水谷之道路，气之所终始也。故上焦若窍，中焦若编，下焦如渎。且名三焦，则必分三处。《难经》言：三焦有名无形。盖不思心主之络即是形也。至《脉经》言右肾为子户，名曰三焦。与右肾为命门，右肾腑为三焦，及徐遁以膀胱络为三焦，皆怪论。

膀　胱

《灵枢·经脉》云：膀胱，足太阳之脉，起于目内眦，上额交颠①，其支者从颠至耳上角，其直者从颠入络脑，还出别下项，循肩膊内，挟脊抵腰中，入循膂，络肾属膀胱。按苏辙《龙川略志》言：治平中名医单骧说三焦形如膀胱，又见石守道婿徐遁言齐饥，群丐相食，有一人皮肉尽而骨脉全，遁往观右肾下有脂膜如手大，正与膀胱相对，有二白脉自其中出，夹脊而上贯脑，是三焦也。陈言《三因方》因之，今核其脉，乃膀胱直脉，且与经脉所言三焦之脉全不符合，何得谓是三焦？而以脂膜如手大为三焦形，直②粗工之言。以上《癸巳类稿》

案：《癸巳类稿·持素脉篇》所论三焦、膀胱二则，以驳单骧、徐遁等说，而以心主络为三焦之形，是并驳王叔和暨《难经》言三焦有名无形之说也。世之精于医术者，当必有所折中，若庸医则皆未可以与语矣。

玉环俞 原注俞音输

《铜人针灸图》载：脏腑一身俞穴，有玉环俞，不知玉环是

---

① 颠：《灵枢·经脉》作"巅"，下同。
② 直：《癸巳类稿·持素脉篇》作"真"。

何物。张紫阳《玉清金华秘文》论神仙结丹处曰：心下肾上，脾左肝右，生门在前，密户居后，其连如环，其白如绵，方圆径寸，包裹一身之精粹，此即玉环也。医者论各种骨蒸有玉房蒸，亦是玉环，其处正与脐相对，人之命脉根蒂也。《天禄识余》

案：此则所言"玉环"云云，鄙意疑即余理初[1]"心主络为三焦形"之说，附此以俟识者参互考订焉。

持脉处方

《素问·至真要大论》云：方有大小，奇之不去则偶之，是谓重方，偶之不去，则反佐以取之。所谓寒热温凉，反从其病也。按古言处方者由持脉，故采于此。《淮南子》言：所以贵扁鹊者，非贵其随病而调药，贵其厣[2]息脉血而知病之所从生。《魏志·华陀传》言：其疗病合汤不过数种，心解分剂，不复称量，煮熟便饮。《旧唐书·许胤[3]宗传》言：脉既精别，然后识病，病与药正相当者，须用一味攻病，立愈。今不能别脉，莫识病源，以情亿[4]度，多安药味，以此疗病，不亦疏乎。假令一药偶然当病，复共他味相和，君臣相制，气势不行，由此难差。据此，当明阴阳大小奇偶之法。而《老学庵笔记》石用之言：今人禀赋怯薄，金石草木之药亦比古力弱，非倍古方用之不能取效。谓药力弱是也，人怯薄非也。医者能审于贵贱贫富壮弱勇怯，则佳妙矣。《癸巳类稿》

《升庵全集》载许胤宗：医尝云病与药值，惟用一物攻之，

---

① 余理初：此当指《癸巳类稿》作者俞理初，"余"为"俞"之误字。
② 厣（yè 叶）：按压。
③ 胤：原作"允"，避胤禛讳，下同。
④ 亿：《旧唐书·许胤宗传》作"臆"。

气纯而愈速。今之人不善为脉，以情度病，多其物以幸有功，譬之猎不知兔，广原络野，冀一人获之，术亦疏矣。一药偶得，他味相制，弗能得力，此难愈之验也。

诊 脉 论

脉之难明，古今所病也。至虚有盛候，大实有羸状，差之毫厘，疑似之间便有死生祸福之异，此古今所病也。病不可不谒医，而医之明脉者，天下盖一二数，骐骥不时有，天下未尝徒行，和扁不世出，病者未尝徒死，亦因其长而护其短尔。士大大多秘所患以求诊，以验医之能否，使索病于冥漠之中，辨虚实冷热于疑似之间，医不幸而失，终不肯自谓失也，则巧饰掩非，以全其名。至于不效①，则曰是固难治也。间有谨愿者，虽或因主人之言，亦复参以所见，两存而杂治，以故药不效。此世之通患，而莫之悟也。吾生平求医，盖于平时默验其工拙，至于有疾而求疗，必先尽告以所患，而后求诊。使医了然知患之所在也，然后求之诊，虚实冷热，先定于中，则脉之疑似不能惑也。故虽中医，治吾疾常愈。吾求疾愈而已，岂以困医为事哉。《东坡志林》

案：以上三则所论医之明脉者少，古今若有同慨，吾愿业医者当潜心研究脉理也。

汤丸散论

汤、丸、散各有所宜。古方用汤最多，用丸散者殊少，煮

---

① 效：《苏沈良方》作"救"。

散古方无用者，惟近世人为之。本体①欲达五脏四肢者莫如汤，欲留膈胃中者莫如散，久而后散者莫如丸。又无毒者宜汤，小毒者宜散，大毒者须用丸。又欲速者用汤，稍缓者用散，甚缓者用丸。此其大概也。近世用汤者全少，应汤皆用煮散，大率汤剂气势完壮，力与丸散倍蓰②。煮散者一啜不过三五钱极矣，比功较力，岂敌汤势。然汤力既大，则不宜有失，消息用之，全在良工，难可以定论拘也。

服 药 论

古方言：云母粗服，则着人肝肺不可去，如枇杷、狗脊毛不可食，皆云射人肝肺。世俗似此之论甚多，皆谬说也。又言：人有水喉③、气喉者，亦谬说也。世传《欧希范真五脏图》④亦画三喉，盖当时验之不审耳。水与食同咽，岂能就中遂分入二喉。人但有咽有喉二者而已。咽则纳饮食，喉则通气。咽则下入胃脘，次入胃，又次入肠⑤，又次入大小肠。喉则下通五脏，出⑥入息，五脏之含气呼吸，正如冶家之鼓鞴⑦。人之饮食药饵，但自咽入肠胃，何尝能至脏。凡人之肌骨、五脏、肠胃虽各别，其入肠之物，英精⑧之气味皆能洞达，但滓秽即入二肠。

---

① 本体：原本。
② 倍蓰：亦作"倍屣"或"倍徙"，数倍的意思。
③ 水喉：此后《梦溪笔谈》有"食喉"二字。
④ 欧希范真五脏图：《中国医籍考·藏象》作《欧希范五脏图》。《欧希范五脏图》是宋代吴简编撰的解剖著作，被解剖的对象是死囚，欧希范为其首领，故名。原书已佚。
⑤ 肠：《梦溪笔谈》作"广肠"。
⑥ 出：此前《梦溪笔谈》有"为"。
⑦ 鼓鞴（bèi 备）：亦作"鼓鞴"。鼓风吹火的革囊。
⑧ 精英：《梦溪笔谈》作"英精"。

凡人饮食及服药即入肠，为真气所蒸，英精之气味以至金石之精者，如细研硫黄、朱砂、乳石之类，凡能飞之①融结者，皆随真气洞达肌骨，犹如天地之气贯穿金石土木，曾无留碍，自余顽石草木，则但气味洞达耳，及其势尽，则滓秽传入大肠，润湿渗入小肠，此皆败物，不复能变化，惟当退泄耳。凡所谓某物入肝，某物入肾之类，但气味到彼耳，凡质岂能到彼哉。此医不可不知也。

五石散不可服论

医之为术，苟非得之于心，而恃书以为用者，未见能臻其妙。如术能动钟乳，按《乳石论》曰：服钟乳当终身忌术。五石诸散用钟乳为主，复用术，理极相反，不知何谓。予以问老医，皆莫能言其义。按《乳石论》云：石性虽温，而体本沉重，必待其相蒸薄然后发。如此则服石多者，势自能相蒸，若更以药触之，其发必甚。五石散杂以众药，用石殊少，势不能蒸，须藉外物激之令发耳。如火少必因风气所鼓而后发，火盛则鼓之反为害，此自然之理也。故孙思邈云：五石散，大猛毒，宁食野葛，不服五石，遇此方即须焚之，勿为含生之害。又曰：人不服石，庶事不佳，石在身中，万事休泰。惟不可服五石散，盖以五石散聚其所恶，激而用之，其发暴故也。古人处方大体如此，非此书所能尽也。况方说仍多伪杂，如《神农本草》最为旧书，其间差讹尤多，医不可不知也。

灼艾说 附取火法

医用艾一灼谓之一壮者，以壮人为法。其言若干壮，壮人

---

① 之：《梦溪笔谈》作"走"。

当依此数，老幼羸弱量力减之。以上《梦溪笔谈》

《苏沈良方》载用火法云：凡取火者，宜敲石取火，或水晶镜于日得者太阳火为妙。

君臣佐使论

关中名医骆耕耕道曰：以予观夫《庄子》之言，有与孙真人医方相合者。五苓散五味，而以水猪苓为主，故曰五苓。《庄子》之言曰：药也，其实堇也，桔梗也，鸡壅①也，豕苓也，是时为帝者也。郭注云：当其所须则无贱，非其时则无贵，故此数种若当其时而用之则为主，故曰是时为帝者也。疏云：药无贵贱，愈病则良，斯得之矣。故夫用药有一君、二臣、三佐、四使。且如治风则以堇为君，堇，乌头也。去水则以豕零为君，豕零，水猪零也。他皆类此。俗医乃以《本草》所录上品药为君，中品药为臣，下品药为佐使，可一笑也。《懒真子》

论　君　臣

旧说用药有一君、二臣、三佐、五使之说，其意以谓药虽众，主病者专在一物，其他则节级相为用，大略相统制，如此为宜，不必尽然也。所谓君者，主此一方，固无定物也。《药性论》乃以众药之和厚者定为君，其次为臣、为佐，有毒者多为使，此谬论也。设若欲攻坚积，则巴豆辈岂得不为君也。《苏沈良方》

痦消二义

《周官·疾医》：四时皆有疠疾，春时有痦首疾。郑注：痦，

---

① 鸡壅：芡实的异名。

酸削也。司马相如消渴，则所谓消中之疾也。痟首、消中二疾既异，而其字亦自不同，后人往往不辨，指为一疾，鲜有别之者。后汉李通素有消疾，此正如相如渴疾也。太子贤注消中之疾是已，乃复引《周官》为证，是以消中、消首为一义。以至《玉篇》《广韵》之类，皆以"痟"为消病。惟《礼部韵》①"痟"字下注：酸痟，头痛。是为得之。张孟《押韵》注：酸痟，头痛，又渴病。虽明知二疾为不同，是认二字为一义。《野客丛书》

肺气焦满辨

林校曰：按"焦满"，全元起本作"进满"，《甲乙》《太素》作"焦满"。澍胡甘伯名澍按：作焦者是也。全本作进乃形似之讹。焦与《痿论》肺热叶焦之焦同义，满与《痹论》肺痹者烦满之满同义。王注以焦为上焦肺气，上焦满颇为不辞，"焦满"与下"浊沉"对文，若焦为上焦，则与下文不对，且上焦亦不得但言焦，斯为谬矣。

因于湿首如裹辨

澍按：此言病因于湿，头如蒙物不暸了耳。注：蒙，上文为说，谓表热为病，当汗泄之，反湿其首，若湿物裹之，则是谓病不因于湿邪之侵，而成于医工之误矣。且表热而湿其首，从古无此治法。王氏盖见下文，有因而饱食云云，因而大饮云云，因而强力云云，相因为病，遂于此处之因于寒、因于暑、

---

① 礼部韵：疑为《礼部韵略》略语，宋代仁宗时刊布，以便于士子检记，后历代时有增补。

因于湿、因于气气谓热气，说见下条，亦相因作解故。如此谬说，不思彼文言"因而"，自是相因之病，此言"因于"，则寒暑湿热各有所因，本不相蒙，何可比而同之乎。前后注相承为说皆误，而此注尤甚，故特辨之。

因于气为肿解

澍按：此气指热气而言，上言寒暑湿，此若泛言气则与上文不类，故知气为热气也。《阴阳应象大论》曰：热胜则肿。本篇下注引《正理论》曰：热之所过，则为痈肿。故曰：因于气为肿。

汗出偏沮辨

汗出偏沮，使人偏枯。王注曰：夫人之身常偏汗出而润湿者宋本作湿润，此从熊本①、藏本②，久之偏枯，半身不随③。林校曰：按沮，《千金》作"祖"，全元起本作"恒"。澍按：王本并注是也。《一切经音义》卷十引《仓颉篇》曰：沮，渐也。《广雅》曰：沮，润渐洳湿也。《魏风》：彼汾沮洳。《毛传》曰：沮洳，其渐洳者。《王制》：山川沮泽。何氏《隐义》曰：沮泽，下湿地也。是沮为润湿之象。曩澍在西安县署，见侯官林某每动作饮食，左体汗泄濡润透衣，虽在冬月犹尔。正如经注所云，则经文本作"沮"字无疑，且"沮"与"枯"为韵也。孙本作"祖"，乃偏旁之讹《说文》古文示作𥘅，与篆书𣅿字相似，故沮误为祖，全本作恒，则全体俱误矣沮之左畔讹从心，

---

① 熊本：指明成化十年熊氏种德堂刻本《素问》。
② 藏本：指明正统道藏本《素问》。
③ 随：听使唤。

《小雅·采薇》正义引郑氏《易注》，所谓古书篆作立心，与水相近者也；其右畔讹作亘，亘与且，今字亦相近，故合讹而为恒。

足生大丁辨

高梁之变，足生大丁。王注曰：高，膏也；梁，粱也宋本作粱也，从熊本、藏本。膏粱之人，内多滞热，皮厚肉密，故肉变为丁矣。所以丁生于足者，四支①为诸阳之本也。林校曰：丁生之处，不常于足，盖谓高粱之变，饶生大丁，非偏着足也。澍按：林氏驳注丁生不常于足，是矣。其云足生大丁为饶生大丁，辞意鄙俗，殊觉未安。"足"当作"是"字之误也《荀子·礼论》篇：不法礼，不是礼，谓之无方之民，法礼是礼，谓之有方之士。今本是并讹作足。是，犹则也《尔雅》：是，则也。是为法则之则，故又为语辞之则。《大戴礼·王言》篇：教定是正矣。《家语·王言解》作：政教定则本正矣。《郑语》：若更君而周训之，是易取也。韦昭曰：更以君道导之，则易取。言膏粱之变，则生大丁也。

春必温病辨

冬伤于寒，春必温病。澍按：春必温病，于文不顺，写者误倒也，当从《阴阳应象大论》作"春必病温"宋本亦误作温病，今从熊本、藏本乙正。《金匮真言论》曰：故藏于精者，春不病温。《玉版论要》曰：病温，虚甚死。《平人气象论》曰：尺热曰病温。《热论》曰：先夏至日者为病温。《评热病论》曰：有病温者，汗出辄复热。皆作病温。

---

① 支：通"肢"。《素问·玉机真脏论》："太过，则令四支不举。"

筋脉沮弛精神乃央辨

味过于辛，筋脉沮弛，精神乃央。王注曰：沮，润也；弛，缓也；央，久也。辛性润泽，散养于筋，故令筋缓脉润，精神长久。何者？辛，补肝也。《藏气法时论》曰：肝欲散，急食辛以散之，用辛补之。澍按：注说非也。沮弛之沮，与汗出偏沮之沮异义。彼读平声，此读上声，沮弛谓坏废也。《一切经音义》卷一引《三苍》曰：沮，败坏也。《楚辞·九叹》颜霉黧[①]以沮败兮。王注曰：沮，坏也。《汉书·司马迁传》注曰：沮，毁坏也。《李陵传》注：沮谓毁坏之。弛本作弛，《荀子·王制》篇：大事殆乎弛。杨倞曰：弛，废也，或作弛。《汉书·文帝纪》：辄弛以利民。颜注曰：弛，废弛。《文选·西京赋》：城尉不弛柝。薛综曰：弛，废也。本篇上文曰：大筋软短，小筋弛长。软短为拘，弛长为痿。痿与废相近。《刺要论》：肝动则春病热而筋弛。注曰：弛，犹纵缓也。《皮部论》：热多则筋弛骨消。注曰：弛，缓也。纵缓亦与废相近。《广雅》：弛纵，置也。置即废也，是沮弛为坏废也。林校曰：央，乃殃也。古文通用，如膏粱之作高粱，草滋之作草兹之类。按林读央为殃得之。汉《无极山碑》：为民来福除央。《吴仲山碑》：而遭祸央。殃并作央，即其证，惟未解殃字之义。澍谓殃亦败坏之意。《广雅》曰：殃，败也。《月令》曰：冬藏殃败。《晋语》曰：吾主以不贿闻于诸侯，今以梗阳之贿殃之，不可。是殃为败坏也。沮、弛、央三字义相近，故经类举之。经意辛味太过，木受金刑，则筋脉为之坏废，精神因而败坏，故曰：味过于辛，

---

① 黧：原作"薰"，据《楚辞·九叹》改。

筋脉沮弛，精神乃央。筋脉沮弛与形体毁沮、精气弛坏同意形体毁沮，《疏五过论》文；精气弛坏，《汤液醪醴论》文，精神乃央与高骨乃坏同意高骨乃坏见上文。王注所说大与经旨相背，且此论昧过所伤，而注牵涉于辛润、辛散、辛补之义，斯为谬证矣。以上《黄帝内经素问校义》

案：仪征刘寿曾序甘伯部郎①此书，谓胡君精研小学，中年多病，留心方书，得宋本《内经》，用元熊氏本、明道藏本及唐以前载籍勘正之，多所发明云云，知胡君者也。此编计三十余条，兹选录切要者七则，愿质诸善读《内经》者。

癞疠总论大麻风洋霉疮

《素问·脉要精微论》云：诊得胃脉而急，实则胀，虚则泄，风成为寒热，瘅成为消中，厥成为癫②疾，久风为飧③泄，脉风成为疠。按癫即鹤神病，疠即大麻风及洋霉疮，均以治胃为急。《素问·风论》云：疠者，热胕④，气不清，鼻柱坏，色败，皮肤疡溃，风寒客脉不去，所谓风气与太阳俱入脉腧，肌肉愤膜而有疡，由太阳达面部，牵连十二经及胸腹脏腑也。古人不喜正言之，故谓之恶疾。《神仙感遇传》云：崔言得疾，眉发自落，鼻梁崩倒，肌肤得疮如疥，皆目为恶疾，不可救。有异人教以皂荚刺烧灰，大黄九蒸九晒为末，以大黄汤调服之，

---

① 甘伯部郎：即胡澍（1825—1872），字荄甫，又字甘伯，号石生，清绩溪（今安徽绩溪）人，医家，善书画，撰《黄帝内经素问校义》一卷。因捐升郎中，任于户部山西司，故称其职官"部郎"。

② 癫：《素问·脉要精微论》作"巅"。

③ 飧：原作"湌"，据《素问·脉要精微论》改。

④ 胕（fǔ府）：腐烂。日本丹波元简《素问识》："胕、腐同。"一说"胕"同"肤"，亦通。

须发自生。此今方书先用九龙丸攻下之意。又按《酉阳杂俎》云：北齐李庶无须，博陵崔谌调之曰：何不以锥刺颐作数十孔，拔取左右好须者栽之。庶曰：持此还施贵族，艺眉有验，然后艺须。崔家时有恶疾，故庶以此调之。应即指言事，然则言疾愈须发生，而眉竟落矣。《唐高僧传》云：齐武平时，梁州薛河寺僧远为，疏诞①，不修细行，好逐流荡，欢宴为任，眼边有乌点，洗拭之，眉毛一时随手落尽。是落眉即疠，如洋霉为流荡疾也。周庾信《郑伟墓志》②云：消渴连年，屡有相如之患，迄③于大渐，遂如范增之疾。桐君④对药，分阙神明，李柱⑤侍医，更无方伎。铭云：梧桐茂苑，杨柳倡家。千金回雪，百日流霞。凋零倏忽，凄怆荣华。河阳古树，金谷残花。亦此疾也。《苕溪渔隐丛话》云：刘贡父晚年得恶疾，须眉堕落，鼻梁断坏，怆感惭愧，转加困剧而毙。东坡先有"大风起兮眉飞扬，安得壮士守鼻梁"之谑。其事不见《刘攽传》，而检《东坡志林》有一条云：元丰六年十月十二夜，有得风疾者，口不能言，死生之争，有甚于刀锯木索者。知其不可救，默为祈死而已。此复何罪乎，酒色之娱而已。必系刘事，元丰应作元祐。攽兄敞亦知永兴军，惑官妓得惊眩疾，但时犹谓之风，未有洋霉名。明嘉靖时，汪道贯赠王穉登⑥诗云："身上杨梅疮作果，眼中莱

---

① 疏诞：放达，不受拘束。《癸巳类稿》作"性疏诞"。
② 郑伟墓志：《周大将军襄城公郑伟墓志铭》的简称。
③ 迄：《郑伟墓志》作"至"。
④ 桐君：传为中国古代早期的药学家。
⑤ 李柱：指李柱国，刘向校书时李柱负责校医书（方技）。
⑥ 王穉登：字伯谷，百谷等，明代文学家、书法家。

菔翳为花。"其名杨梅，以形象言之也。《蜀梼杌》① 云：潘
炕②嬖③美妾解愁，遂风恙成疾。《癸辛杂识》亦言：闽俗过癞，
坠耳、塌鼻、断手足而殂，谓即大风疾，是其疾亦由男女误合。
《东坡志林》引《左传》"女阳物"又言：淫则生内热，蛊惑之
疾。故淫者不为蛊则为风，皆风热生湿，展转不已，深可惧也。
又按《文选·辨命论》注引《韩诗》云：茉苢，伤夫有恶疾
也。薛君云：茉苢、泽泄，臭恶之草。诗人伤其君子有恶疾，
人道不通，求已不得，发愤而作。《尔雅》云：茉苢，马舄，为
今车前草，而薛君云泽泄，皆利湿药。诗言有恶疾，又言人道
不通，又言采茉苢，非今之洋霉，而复何恶疾也哉。唐·王焘
《外台秘要》引《素女经》云：七伤之情，不可不思。第六之
忌，新息沐浴，头身发湿，举重作事，流汗如雨，以合阴阳，
风冷必伤，少腹急痛，腰脊疼强，四肢酸疼，五脏防响，上攻
头面，或生漏沥。云出《古今录验》二十五卷中。所云四肢酸
疼，上攻头面，其证皆合。隋·巢元方《诸病源候》三十四④
"花瘘候"云：风湿客于皮肤，与血气相搏，其肉突出，外如花
开状。三十五⑤"反花疮候"云：初生如饭粒，破则血出，生
恶肉，有根，内⑥出反散如花，诸恶疮久不瘥者亦然。又"头
面身体诸疮"、"久疮⑦"皆云：内热外虚，风湿所乘，初生如

① 蜀梼杌：宋代唐英编撰，笔记体著作，记录前、后蜀两朝史实。
② 潘炕：字凝梦，五代十国时人。
③ 嬖（bì 闭）：宠幸。
④ 三十四：原作"二十四"，据《诸病源候论》改。
⑤ 三十五：原作"二十五"，据《诸病源候论》改。
⑥ 内：《癸巳类稿》作"肉"。
⑦ 久疮：《诸病源候论》作"头面身体诸久疮候"。

疮，随瘥随发。"诸恶疮候"云：风热挟湿毒之气浸淫。"浸淫①疮候"云：风热发于肌肤。"无名疮候"云：如恶疮，或瘥或剧，风热搏于血气所生。所云恶疮久不瘥，直洋霉也。唐·孙思邈《千金宝要方》②云：交合毕，蒸热得气，以菖蒲末、白粱粉敷令燥，则湿疮不生。又云：治阴恶疮，以蜜煎甘草末涂之。则专指肝经瘙疳、鱼口便毒。宋·窦汉卿《疮疡全书》言：霉疮，由与生疳疮之妇人交合，熏其毒气而生。明嘉靖时汪机《本草会编》、李时珍《本草纲目》、万历时陈实功《外科正宗》均有杨梅疮名。明时朝鲜许浚③《东医宝鉴·杂病篇》云：天泡疮，一名杨梅疮，与癞大同，生面上形如鼓钉，生毛发者如棉花，生两阴、尻臀、筋骨上者如紫葡萄，生乳胁者如湿烂杨梅，其如鱼胕、中多白水者为天泡。多由肝脾肾风湿热之毒，因男女房室传染。时珍言：正德间杨梅疮始盛。又云：来自岭表，故又名广疮。其时始立专门治法。万历时王肯堂《外科证治准绳》言：肝肾湿热所致。天启时张介宾《景岳全书》言：冲脉所感。西洋《人身图说·正面全身》言：小腹下横骨为发便毒之所。凡与女人污秽者交，横骨受热，乃内动发便毒及棉花、杨梅等疮。或受寒热，亦成此证。实则《素问》风气与太阳入脉腧为尽其理，太阳连督脉贯十二经，膀胱坏，胃熏肺，术士不深求，且不读古书，不知杨梅当作洋霉，实即风疬也。其方药用土茯苓、干荷叶。李时珍谓土茯苓即《东山经》"荣莫"，应作《中山经·鼓镫山》"荣草"。古书多教人服

---

①　浸淫：原脱，据《诸病源候论》卷三十五补。

②　千金宝要方：方书，宋代郭思取《备急千金要方》和《千金翼方》中的简、便、验方及针灸法汇编而成。

③　浚：原作"俊"，形近之误。

茯苓、薏苡仁、松脂。《抱朴子》言：上党赵瞿癞垂死，服松脂。《渑水燕谈录》言：齐州僧晋明风疾，眉发落，百骸腐溃，异人教服松根，类参，长三五寸，味苦者，其于风疬尤有成验。然神仙服食者多居山泽云雾之中，故主利湿，药息土之民①，非有湿疾不当服食也。《癸巳类稿》

说　蛊

《国语·晋语》：平公有疾，秦景公使医和视之，出曰：不可为也为，治也。是为远男而近女远师辅，近女色，惑以生蛊惑于女以生蛊疾，非鬼非神②，惑以丧志疾非鬼神，亦非饮食，生于淫惑，以丧其志。赵文子曰：医及国家乎。对曰：上医医国止其淫恶，是为医国，其次疾人，固医官也官，犹职官。文子曰：子称蛊，何实生之。对曰：蛊之慝，谷之飞，实生之慝③，恶也。言蛊之为恶，害于嘉谷。谷为之飞，若是类生蛊疾也。物莫伏于蛊，蛊莫嘉于谷伏，藏也；嘉，善也。《校刊明道本韦氏解国语札记》：蛊莫嘉，当依别本删去蛊字。《明道本国语考异》④公序：本无蛊字，此衍。谷兴蛊伏而章明者也谷气起则蛊伏藏，谷不朽蠹而人食之，章明之道也。故食谷者，昼选男德以象谷明选择有德者而亲近之，以象人之食谷而有聪明，宵静女德以伏蛊慝静，安也；伏，去也。言夜当安女之有德者，以礼自节，以去已蛊害之疾，言蛊害谷犹女害男。今君一之二昼夜也。《国语

---

　　①　息土之民：指普通的老百姓。息土，滋息生长的土地。《孔氏家语》："息土之民美。"《大戴礼记》："耗土之民丑。"

　　②　神：《国语》作"食"。

　　③　慝（tè 特）：邪恶，灾害。

　　④　明道本国语考异：一名《国语明道本考异》，清代汪远孙撰。

考异》解二昼夜：二，公序本作"——"二字，是以不飨①谷而食蛊也蛊，喻也。《考异》"喻"下公序本有"女"字，此脱，是不昭谷明而皿蛊也皿，器也，为蛊作器而受也。夫文"虫"、"皿"为"蛊"文，字也，吾是以云。

余习闻人云：病劳瘵死者，有蛊虫由背飞出，缘是濒危时少年男子、妇女皆躲避之，大抵男传男、女传女，类中于平日体气虚弱之人，所谓病乘虚而入也。曾举是说，以质诸华惺兮姻丈，盖邃于医学者，惺翁曰信然。并为余详论蛊之害，即秦医和之义也。养生者当以守身为要，毋自戕伐，慎勿以医和之言为诞妄也。

义　疾②

他疾惟一脏受病，劳瘵则异矣。次第传变五脏，百脉俱伤并绝，然后奄丧，人死则有虫出，中者病如前人，非死不已，一传十，十传百，展转③无穷，故号"义疾"。《清异录》

案：义疾二字新奇，蛊传人，信不诬矣。

阳密乃固

精力、精神、精气、精血、精明、精爽、精到、精详、精妙，皆以精为主，卫生者当谨之。苦海爱河狂澜弗返，其涸也可立而待。《素问》曰：法于阴阳，和于术数。又曰：凡阴阳之

---

① 飨（xiǎng想）：食用。清代朱骏声《说文通训定声》："受食亦曰飨。"

② 义疾：肺痨的别称。

③ 展转：同"辗转"，翻身貌，形容忧思不寐、卧不安席。《楚辞》："忧心展转，愁怫郁兮。"

道，阳密乃固。注曰：交会之要者，正在阳气不妄泄耳。此语余闻之谢奕修待制，云此先公密庵平日之所受持也。密庵名采伯，亦谢后之诸父也，天台人。《癸辛杂识》

得气长短厚薄

人得天地之气，有长短厚薄之不同。万物皆然，而况于人乎。试看花草之属，有春而槁者，有夏而槁者，有秋而槁者，虽松柏经霜未尝凋谢，然至明年春风一动，亦要堕落。故知人有夭殇者，有盛年死者，有寿至七八九十至百岁者，不过得气之长短厚薄耳。

轼《上神宗书》云：世有尪羸①而寿考，亦有盛壮而暴亡。若元气犹存，则尪羸而无害，及其已耗，则盛壮而愈危。是以善养生者慎起居，节饮食，导引关节，吐故纳新，不得已而用药，则择其品之上，性之良，可以久服而无害者，则五脏和平而寿命长。不善养生者，薄节慎之功，迟吐纳之效，厌上药而用下品，伐真气而助强阳，根本已危，僵仆无日。《苏文忠公全集》

案：文忠书中之语，盖借论人之元气以喻国家也。兹节录之，特取其说有关于养生云。

收藏为旺

虞山江蕴明尝问闵处士铭曰：术家言水旺于冬，何以至冬反落。处士曰：意以收藏为旺耳。此言最有味。以上《履园丛话》

---

① 尪羸（wānglèi 汪雷）：瘦弱。

饮食戒大冷热

王玠玉，密人，顷尝道旁食，有一老人进言曰，饮食须暖。盖脾喜温，不可以冷热犯之，惟暖则冷热之物至脾皆温矣。又因论饮食，大冷热皆伤阴阳之和。

戒食生冷物

周吉甫天祐，饶人，云：昔有人官广南，常疑人食生冷物致瘴疬，乃于厅前置一釜，每买物必熟之而后遣之，以故终任，全家无得疾者。子正爱善卫生者，不以脾胃暖冷物，熟生物，不以元气佐喜怒。以上《晁氏客话》

治外症说最重忌口戒轻用刀

治外症，始起欲其不大，将成欲其不痛。大则伤肌烂肤，腐骨穿筋，难于收口。痛则冲心犯胃，耗血亡津，恶症丛生矣。故始起之时，最重围药，束其根盘，截①其余毒，则顶自高而脓易成。继则护心托毒治其内，化腐提脓治其外，自然转危为安。乃始则不能束毒使小，又无护心定痛之方，惟外用五灰三品②，内服附桂热毒等药，必至腐肠烂肉，更轻用刀针割肉断筋，以致呼号瞀乱③，神散魂飞，宛转求死，仁人之所不忍见也。况痈疽用刀太早，最难生肌收口。凡毒药刀针，只宜施于顽肉老皮，余者自有提头呼脓之法。至于恶肉，自有消腐化水之方，故能使患者绝无痛苦，收功速而精神易复。乃此等良法，

---

① 截：原作"节"，据《慎疾刍言·外科》改。
② 五灰三品：即五灰散、三品一条枪，为治疗疮疡的外用药。
③ 瞀（mào 冒）乱：混乱，精神错乱。《文选》张铣注："瞀，昏也。"

一切不问，岂传授之不真，抑或别有他念也。更可骇者，疮疡之症最重忌口，一切鲜毒毫不可犯，无书不载，乃近人反令病者专服毒物，以为以毒攻毒。夫解毒尚恐无效，岂可反增其毒。种种谬误，不可殚述。《慎疾刍言》

邪热未净不可妄补

近日害人最深者，大病之后，邪未全退，又①不察病气所伤何处，即用附子、肉桂、熟地、麦冬、人参、白术、五味、萸肉之类，将邪火尽行补涩，始若相安，久之气逆痰升，胀满昏沉如中风之状，邪气与元气相并，诸药无效而死。医家病家犹以为病后太虚所致，而不知乃邪气固结而然也。余见甚多，不可不深戒。《医学源流论》

秘　方　说

古圣设立方药，专以治病，凡中病而效者，即为秘方，并无别有奇药也。若无病而服药，久则必有偏胜之害。或有气血衰弱，藉药滋补，亦必择和平纯粹之品，审体气之所偏，而稍为资助。如世所为秘方奇术，大热大补之剂，乃昔人所造以欺人者，若其方偶与其人相合，或有小效，终归大害。其不相合者，无不伤生。更有一等怪方，乃富贵人贿医所造者。余曾遇一贵公子，向余求长生方，余应之曰：公试觅一长生之人示我，我乃能造长生之方，若长生者无一人，则天下无长生之方矣。其人有愠色，是时适有老医在其家，因复向老医求得之，乃傲余曰：长生方某先生已与我矣，公何独吝也。余视其方，乃聚

---

① 又：原作"有"，据《医学源流论·病情传变论》改。

天下血肉温补之药，故难其制法，使耳目一新者。余私谓老医曰：先生之长生方从何传授？老医曰：子无见哂，子非入世行道之人耳。凡富贵之人何求不得，惟惧不能长生纵欲耳，故每遇名医必求此方。若长生方不知何以得行其道，我非有意欺彼，其如欲应酬于世，自不得不然耳。后老医果得厚酬，余因知天下所传秘方皆此类也。此即文成五利①之余术，万勿以为真可长生也，速死则有之耳。识此以醒世之求长生而觅秘方者。《慎疾刍言》

　　此灵胎先生婆心苦口醒世之药言也。天下岂有长生之方哉，服食求神仙多为药所误，汉武始皇卒遗千秋口实。余观后山居士②诗话云：韩退之为《季千志》③，叙当世名贵服金石药，欲生而死者数辈，著之石，藏之地下，岂为一世戒耶，而竟以药死。故白傅④诗云“退之服硫黄，一病竟不瘥”也。观此知贤哲不免，宜流俗执迷不悟者众矣。余特将《戒服丹药论》冠诸卷首，而以《秘方》一说终此编，非敢曰醒世，盖欲以卫生为世劝也。尝见《麗濩荟录》载《卫生诀》云：食饮有时，脾土自宜；调息寡言，肺金万全；动静以敬，心火自定；宠辱不惊，肝木乃平；澹然无欲，肾水斯足。又《澄怀园语》引他山石曰：万病之毒皆生于浓，浓于声色生怯虚病，浓于货利生贪饕病，浓于功业生造作病，浓于名誉生矫激病。吾一味解之，曰：淡。

---

　　①　文成五利：代指方术士。《文选·潘岳》：“武雄略其焉在？近惑文成而溺五利！”李善：“文成将军李少翁、五利将军栾大，皆方术士。”
　　②　后山居士：北宋陈师道，字履常，一字无己，自号后山居士。著有《后山先生集》《后山诗话》等。
　　③　季千志：“季”当为“李”之误字，《李千志》即《故太学博士李君墓志铭》的省称，唐·韩愈撰文。
　　④　白傅：白居易晚年曾官太子少傅，故世称“白傅”。

吁，斯言诚药石哉。余因续之曰：浓于肥甘生积滞病，浓于药饵生疮毒病。此又病从口入者也。世之慎疾卫生者，定不河汉斯言①。

---

① 河汉斯言：把这话看作漫无边际的不实言论。典出《庄子·逍遥游》："吾闻言于接舆，大而无当，往而不返，吾惊怖其言，犹河汉而无极也。"河汉：银河，比喻言论虚夸迂阔，不着边际。

附　钞

余家存有写本药方一巨册，乾嘉时字体也，前后篇幅俱有脱落，而骑缝处剥蚀尤多，盖煤灼烟熏，纸已焦脆，又复频翻迭检，破损最易。惟青毡吾家物①，拟于余暇检查而补缀之，以全庐山面目。兹选其简易而多验者录出，附诸卷末，并将目录附列于前，俾便检阅取用云。

秘传初生小儿惊风散

甘草二分，朱砂一分，生大黄二分，共为细末，用黑糖一钱五分将滚白水少许化开调药，落草之后用茶匙调匀，作两日内温温灌完。此方专治产下，婴儿服过此药，永无惊风之患，即日后出痘疹亦轻微矣。倘未服此药，偶于三日、六七日间或有急慢惊风，服此一服即愈。是方为人父母者幸无忽之。

谨案：方后并注云此方救小儿，予曾屡试屡验，无不神效。人无贵贱，后嗣为重，诸君子勿视为泛常，致临时费钱费手②，徒深忧虑也。

小儿开口方

《本草》载：宣黄连，微寒，味苦，无毒。凡婴儿始生必以饲之，曰是能去其肠胃积毒者，居顷始乳之。

---

① 青毡吾家物：喻先祖遗物，或喻旧业。典出《晋书·王献之传》，后以"青毡故物"泛指仕宦人家的传世之物或旧业，亦省作"青毡"。
② 费手：犹费力。

案：此则宋·许景衡《横塘集·杂说》中语也，今婴儿始生开口仍用之，而前一方可并用也。

治小儿惊风卒死

乌骨白鸡血少许，抹小儿唇上。

又　方

丁香五个为末，唾丸，按入小儿脐内，用膏药贴之，即省。

谨案：膏药未注是何名目，当系小儿所贴，封脐膏药可酌用之。

惊风急慢辨明再治

急惊与慢惊全属相反。急惊之症当其惊风大作，喉中多有热痰，用抱龙等丸下咽，即醒，再用清热消导之药，一剂而安。慢惊乃系寒痰虚风，非逐寒补肾如何能愈。古人每以一方治二症，未究其致病之根源，若不分急慢虚实施治，为祸匪小。

又云：近代所卖之抱龙、牛黄等丸，皆疏风化痰之药，急惊最为对症，若慢惊之甚者，下喉即死。《普济良方》

小儿急慢惊风涂脚手心

治小儿急慢惊风，无论轻重、发寒发热、饱闷等症，奇效。

杏仁七粒　桃仁七粒　栀子七个　飞罗面五钱

上药共捣烂，量用真好烧酒调匀，男涂左手脚心，女涂右手脚心，或绸或布包扎一日，干则自落，重者再涂一次，自愈。

谨案：此方最为稳妥，不同服药，急慢惊风皆可治，且不致有误，良方也。

奇效肥儿丸

陈皮一两　青皮五钱，醋炒　神曲五钱，炒　麦芽五钱　槟榔五钱　木香三钱　使君子肉五钱，煨　黄连三钱，姜炒

以上共为末，饴丸绿豆大。

上方治小儿一切脾虚疳积、面黄体瘦、饮食减少、身热肚大、大便或泻或坚，每服一钱，儿小五六分。

治小儿头上黄水疮及秃痂神效方

松香二两为末，入葱管内，用线扎定，水煮融化，去葱，候干加黄丹一两，水飞，无名石一钱，炒。官粉一钱，炒，轻粉一钱，炒，共为细末，香油调擦，神效。

治小儿外肾赤肿

蛇床子、归尾、威灵仙、苦参各一钱，水煎服。

又　方

硼砂一分，水研，涂之效。

治小儿初生大小便不通

令极全妇人以热水漱口，吸小儿前后心及脐下，数次即通。

小儿不吮乳

黑豆十九粒，茅草根七节，每节长寸许，赤金器一件，纹银器一件，用人乳一杯煎五分，服完后即能食乳。

小儿吐乳

白豆蔻七粒，砂仁七粒，生炙甘草各一钱，共研细末，频擦口中，任其咽下，自愈。

治小儿痰涎壅盛牙关紧闭

猪牙皂荚、明矾各等分，共为细末，每用一匙，熟水调匀下，儿小酌减，一刀圭药末即可。

治小儿肺火嗽喘夜间更甚久不止者用泻白散

桑根白皮一钱五分，炒，地骨皮一钱五分，生甘草五分，淡竹叶八分，薏仁米一合，如口干加花粉一钱，山药二钱，梨二片，水二钟，煎六分服之。

谨案：泻白散一方，《兰台轨范·小儿科》载之，与此稍异，特录于后，二方印证，颇可酌用。

附泻白散方：治肺经实热，咳嗽痰喘。

桑根白皮炒，泻肺气之有余，有余者，邪有余也、地骨皮各一两，甘草五钱，炙，共为末，每服一二钱，入粳米百粒，水煎。

血崩如流泉不止并治崩漏小产

棉花子用铜器炒，尽烟为度，研末，每服二钱，空心黄酒调下，即止。

治 血 崩

肥当归四两切碎，好酒、河水各一半煎服。

又　方

百草霜三钱，陈京墨一酒杯，磨浓，桃花嫩杪①三个，杨柳嫩杪三个，冬月则皆用嫩枝，二杪捣烂，用沙糖煎化，调服立止。

治　崩　漏

莲蓬科②烧灰为末，每服二钱，空心米汤下，若不止，火酒下。

胎衣不下

用荷叶蒂七枚，煎汤服之，立下。

谨案：此方与所录《浪迹丛谈》用鲜荷叶一方相同，无鲜荷叶时即可用蒂也。

又　方

产妇自用头发稍纳入口中，一呕即下。

胎动奇方

阿胶、鹁鸽粪各三钱，同为末，白滚水送下，即见红亦安，神效无比。

---

①　杪（miǎo 秒）：树枝的细梢。

②　莲蓬科：当为"莲蓬壳"的俗写。《本草纲目·果部·莲房》收载《妇人经验方》："经血不止。瑞莲散：用陈莲蓬壳烧存性，研末，每服二钱，热酒下。"

妇人赤白带

鸡冠花阴干，阴阳瓦焙为末，酒煎服。

如赤带用白鸡冠花，白带用红鸡冠花，赤白带则兼红、白用之，皆酒煎服。

治孕妇痢疾

用鸡子一个，破一孔如指顶大，以银簪搅匀，入黄丹三分，用纸封口，饭锅内蒸熟，食之效。

又　方

荷叶蒂七个，烧灰存性，研末，酒冲服即止。

治孕妇痰嗽吐红

当归、熟地、天冬、麦冬、紫菀各五分，桑白皮、桔梗、片芩、阿胶、炙甘草、杏仁水泡去皮尖、五味子各三分，竹茹一团约四五分，水煎温服，效。

治孕妇咳嗽不止胎动不安

川贝母去心，麸炒黄研末，砂糖为丸如芡实大，口中噙化一丸，极效。

治妊娠腹中儿啼

黄连一钱，甘草一钱，水煎服，立止。

月经逆行从口鼻出

先用陈京墨浓研一盏服之，其血立止。再用当归尾、红花各三钱，水一钟，煎八分服。

又　方

韭菜捣汁一盏，加入童便半盏，烫热服即止。

治妇人子宫寒冷久不生育及脐腹疼痛

蕲艾、苏叶各三钱，黄酒煎，每日一服，数剂效。

立止水泻

车前子一钱，泽泻一钱，厚朴钱二分，姜汁炒，共为细末，滚水调服即愈。

治泄泻

夏月吃瓜果太多，以致泄泻不休，用漳州大橘饼一枚，细切薄片，作二次放茶钟内泡服。

治血痢不止

用干姜烧黑存性，放冷为末，每服一钱，米汤下，神效。

治红白痢

山楂粉一两，木香一钱，红痢用白糖，白痢用红糖，煎服。红白痢二糖兼用之。

治气血虚人大便不下

六味地黄汤料煎汤，煎好去渣，加入人乳半盏，白蜜五钱，再煎一沸，空心温服，一二剂即愈。

治大便下血

旱莲草阴干为末，以槐花煎汤，调炒米粉糊为丸桐子大，每日服五钱，以人参五分煎汤下，二服即愈。

又　　方

用凉药不效者，用归脾汤加槐花、黄芩治之。

治小便出血痛不可忍

淡豆豉一撮，煎汤服，奇效。

血　　淋

浮小麦加童便炒为末，砂糖调服，极效。

又　　方

苎麻根煎汤饮之，大妙。

治小便下血

用清利药不效者，用补中益气汤加车前子治之，自愈。

治疝气偏坠

大茴香炒、萝卜子炒各五钱，共研为末，加朱砂一钱八分，作丸服，每早盐汤下一服，九日即愈。如囊肿，用田间青蛙贴之即消。或用棉花子仁煎汤洗之亦效。

治　诸　疝

诸疝气痛不可忍者，荔枝核为末，空心白汤调服荔枝核宜焙脆为末。

谨考方书，三阳急为瘕，三阴急为疝。男子有七疝：寒、水、筋、血、气、狐①、癞是也。

治胃气疼

香附三钱，良姜三钱，共研细末，用灰酒尽量饮之，出汗即愈。

又　方

荔枝核七个，焙干研末，加广木香末六分，用黄酒冲服。

治气痛常发

气痛常发十年五年不愈者，用小蒜七根连叶以盐醋煮熟，痛时顿服，竟可除根，永远戒食脚鱼，再无后患。

治　痞　积

无论男、妇、小儿，用水红花熬膏，入麝香少许，贴之效。

又　方

采马兰根十斤，洗净煎水熬膏，再入阿魏末二钱，麝香一钱，调匀收贮，摊贴。

治食积血痞

野鸽子屎水煎服，永忌食鸽子，按方书称为"左盘龙"，治

---

① 狐：原作"抓"，形近之误。《儒门事亲》卷二："寒疝、水疝、筋疝、血疝、气疝、狐疝、癞疝，是谓七疝。"因据改。

痔甚效。

治 黄 疸

芥菜子半升捣烂，烧酒搽贴心前，数次效。

又 方

马鞭草煎汤，常常饮之，自消。

治黄疸小水不利兼治酒疸

川连去须净二斤切碎，好酒五斤煎黄连，以干为度，研为
细末，煮面糊为丸桐子大，每日服三十丸，食远，陈皮汤下。

治 喉 闭

喉中结块，水食不通，危急欲死，用百草霜即锅底烟煤，乡
村人家烧杂草者佳少和蜂蜜为丸如芡实大，新汲井水化一丸灌
下，甚者不过三丸，此名百灵丸。

治 喉 蛾

无论双、单蛾及一切喉毒，灯草烧灰吹入喉，神效。

又 方

指甲瓦焙为末，吹之即破。炙僵蚕末亦可。

治舌出血

槐花研细末，敷上即止。

治齿中出血

川芎煎水，或饮或漱，自止。用麦冬煎水漱，亦效。

耳出脓水

耳出脓水不止，不论新久，用枯矾二分，生矾二分，吹入耳内，片时取出，再吹再取，吹取数次即止，神效。

指上生肿毒名天蛇头

猪胆一个，入雄黄末一分，搅匀，套指上，缚一日，即愈。

又　方

用猪胆一个，调入蜈蚣末，套上亦佳。

治　疔　疮

用家园菊花取汁一碗，服下即愈。如无菊花，取根、叶捣汁亦可。有此方诸方可废。此方见卷三，未若是之详。

治红线疔

此症危急，生于足者，红丝渐长至脐。生于手者，红丝渐长至心。生于唇面者，红丝渐至喉，至则不可治矣。急用针挑破其红丝尽处，以浮萍嚼烂按挑破处，随用白矾三钱敲碎，以葱头七根捣烂，包裹矾末吞下，再饮葱酒一二杯，被盖卧，汗出即愈。

治缠腰疮

腰生红瘤，两边生红筋，若围至脐，难治矣。用陈京墨水磨浓，和入雄黄末涂之。

脚腿红肿

脚腿红肿，名赤游风，用芭蕉根捣烂涂之，即消。

治流火疮

两腿红肿光亮，其热如火，用马钱子磨水涂，一日一次，其痛即止。

治 漆 疮

韭菜捣汁搽之即愈。或以蟹壳煎汤，待微温洗之亦效，切忌热水洗。

治瘰疬不拘已破未破

蓖麻子四十九粒　沥青一两　苦杏仁三十粒，去皮尖
上药共捣千下，自然成膏，摊贴患处，甚效。

又 方

用煅过牡蛎四两，生甘草一两，每日食后用腊茶汤调服一钱，其效如神。

治乳肿奇方

蒲公英、泽兰叶、金银花、白芷、木瓜、生甘草各三钱，共为末，每服二钱，水酒各一钟煎服，出汗即消。

治 乳 岩

生蟹壳砂锅内焙焦为末，每服二钱，酒调下，日日服之，

不可间断。此病先因乳中一粒大如豆，渐渐大如鸡卵，七八年后仿佛破，则不可治，亟服此药。

治 疥 疮

熟地、胆草二味煎汤，频频洗之，能愈。

治 疳 疮

轻粉五钱　官粉三钱　冰片一钱　墙上白螺壳五钱，去土，火煅研末

上药和匀，先以米泔水洗净，搽上即愈。

治疮毒收口

鳖甲，阴阳瓦焙炙存性，研极细末，过筛，敷填患处，数日愈。

治 癣

罗汉松根皮为末，米醋调搽，立愈。

余薇垣①供职时，面上生癣二块，所谓钱癣，有友教以用川椒一两，细摘净根，装入小夏布②口袋内缝严，频频磨擦。并谓血气凝滞，蕴风湿于内则生虫，慎勿以指爪搔，指爪搔则风入，愈搔愈痒，且更多起矣。如法试之，十余日尽消。

考《论衡·商虫篇》：夫虫，风气所生。苍颉知之，故"凡"、"虫"为"风"之字，取气于风，故八日而化生。

---

①　薇垣：即紫微垣，古代常以代称中央机构。本指天帝之居所，古代星象术中象征帝王运势。

②　夏布：是一种用苎麻以纯手工纺织而成的平纹布。

余性嗜饮，记在京暑月间，忽然自脖颡①连胸前生癣一大片，有友谓此多饮绍酒所致，湿气太重，方用大腹皮两许，甘草一两，共装一夏布袋内，线扎紧口，用砂盆都中卖砂锅担上有此一种洗脸盆，俗呼砂浅熬水，就热用袋洗搽，日四五次，洗时火上炖热，甚便搽洗，至水温方止。一次药可洗二天，水可频添。余如法治，仅买二次药，洗四天即愈，盖初起易治也。

又余十六七岁，项左生癣如卵石大一块，皮较厚，家人曰若不早治，久之成牛皮癣矣。然牛皮癣象皮膏亦可治，盖余族中长辈有患此者，即贴象皮膏而消也。适余堂叔熬有此膏，贴之半月余，果效。此膏贴上经夜揭下，将膏上所粘白皮摘净，将药抟捏再贴，药可五六日一换，记换三次药，患处如洗无痕。因录癣方，谨将余三次生癣治法附录以传。

腹内生毒

凡腹内生毒，不可药治者，用皂角刺不拘多少，可酌用酒煎，温服一碗，其脓血可下，从小便中出。水煎亦可。

治大头瘟

头面腮际肿胀极大，寒热交作，甚者崩裂出脓，不可敷药，恐邪气入内即死。用人中白即尿桶下白垢火煅研末，开水调下二钱，或用青黛末调下二钱亦可。外只用马兰头捣汁，鹅毛搽上，一日五六次，热气顿出即愈，神效。

---

① 颡（sǎng 嗓）：嗓子，喉咙。《诸病源候论·鼻病诸候·食诸物误鼻内候》："颃颡之间，通于鼻道。"

足生鸡眼

步履疼痛难行，用鲜荸荠嚼碎，吐罨①患处，以帕包裹，三日后连根脱落。

被人咬伤

用人尿浸二三时，再用龟板炙灰敷伤处，即愈。

五绝急救方

凡自缢、墙压、溺水、魇魅、冻死，速用半夏研末，吹入鼻内，再以姜汁、麻油灌入口内，心温者虽一日可活，凡卒死者用此亦活。昔扁鹊治产后晕死，用半夏末冷水为丸，纳鼻中，救活甚多。

举重物伤肺吐血

用白及三钱为末，米汤调服。治呕血、咯血亦良。

雪梨膏治咯血血痨嗽久不止

用雪梨六十个，取汁二十钟，生地黄、茅根、藕汁各取十钟，萝卜汁、麦冬汁各五钟，将六汁熬炼，入蜜一斤，饴糖八两，姜汁半钟，再熬如稀糊则成膏矣。每用一二匙。

附仙鹤草治吐血及老少干呛应验如神

仙鹤草，当春萌发，初秋开小黄花，深秋结子，茎圆，三

---

① 罨（ǎn俺）：覆盖。《说文》：覆也，从网，音声，乌感切。

叶之下皆有小耳叶，层层而下，无小耳叶者非。六月间采最良，生气充足也。台人呼为绿鹤草，山中多有，但此草江南易觅，江北未见。杭州城隍山丁仙阁、苏城之桃山亭及盘门一带，此草遍生。安逸人吐血一服即效，以力求食之人服愈后遇劳恐发，非此草无功，多服能养，亦能就愈。服时用水煎，味颇苦，可代茶频饮，切勿妄添别药。煎好加童便服更妙，无童便单服此草亦好。每见吐血之人，信服官方而愈者甚少，不信服官方而愈者甚多，吐血之症不药诚为中①医。若遇吐血及老少干呛者，服此草皆效。

此摘录《仙鹤草图》中之说也。余同治癸酉夏守台郡，首邑②临海县幕友余成之以《仙鹤草图》并草十数茎遗余署中友人，余以少许寄京，盖闻戚好有患吐血症者，旋即来信索寻，云与三人服皆愈。嗣此源源而寄，服而效者不知凡几矣。津邑则寄汉澄弟，索者踵至，服而效者又不知凡几。光绪辛巳夏余引疾归里，携带颇多，早经罄尽，近年则托属台郡北上者载来，以应人索，真治吐血之上品妙药也。

又据台郡陈竹泉云：单煎此草之茎，服之可治血淋。虽此症未经试过，定必有效。都中有一小便尿血者，即服此草而愈，且不再犯。是此草不仅治吐血、干呛，并治便血、血淋之症也，特笔记之。

治 瘰 疬

木屉一只烧灰，露蜂房一个煅存性，同研匀，以大枫子油

---

① 中（zhòng 重）：符合。

② 首邑：首府。

调搽，良。

治 雀 斑

以老冬瓜连皮切碎，熬成膏，搽之效。

生肌拔毒

枯矾一两研细，入猪苦胆一枚拌匀，夏日一气晒干，再加炒黄丹一钱，和匀研细，瓷瓶收蓄。

以上三方，汪子常观察所传也。全卷时已缮竣，爰附录于后，以广其传。

跋①

《医方丛话》刊于光绪十五年己丑，《宋艳》刊于光绪十七年辛卯。二书为族曾叔祖沅青公守台州九年挂冠归里后所著，征引赅博，济民裨俗，镌刊俱颇精，而印本甚鲜。海上书贾近且以《宋艳》影印于《笔记小说》中。去年春，沅青公后裔鬻②二书原版，为吾家弢斋③兄幕宾固安贾君玉④先生所得，版已多残缺。未几复搜集若干版，仅刊补一二，而缺者复完。君玉喜谓世章⑤曰：此君家物也，宜复归君家。因举以属世章。世章更求得公之遗像及公《小传》，附刊册首。按公官侍读，勤职事，广交游，迨出守，德泽洽于民，积学博闻而能致于用，谙掌故，钩稽穷日，力老且弗衰，年八十余卒。曾重刊齐氏《水道提纲》及《学治一得》《明刑管见》诸书，公所著书尚有《敬乡笔述》八卷、《蝶访居文钞》一卷、《诗钞》五卷，均未梓。他日亦当补刊以公于世。尝谓慎终追远之事不一，宗族文献征而传之，后人之责也。世章年来求先大夫手泽及吾族人遗迹，有所获辄付镌印，今于是二书又因缘会合如此，天下事诚无不成，其信然欤。世章既铭君玉成美之谊，爰缀述梗略，志欣感云。

庚午夏闰六月族曾孙世章谨识

---

① 跋：原无此文。此为补刻本跋。因对本书与作者有概要介绍，故缀于此。

② 鬻（yù 郁）：卖。

③ 弢斋：徐世昌，字卜五，号菊人，又号弢斋等，清末民国人，曾任中华民国大总统。

④ 贾君玉：贾廷琳，字君玉，固安县人，曾受聘为徐世昌总统府幕宾。

⑤ 世章：徐世章，字端甫，徐世昌的堂弟。

校注后记

一、作者生平及成书年代

徐士銮信古好学，少从同邑杨香吟先生治举子业，咸丰八年（1858）乡试中举，十一年（1861）官内阁中书，此后历擢典籍、侍读、记名御史，勤于职守，治事谨严，交游甚广。同治十一年（1872）出守浙江台州，任知府九年，深得民望，颇有政声。光绪七年（1881）称病辞官归里后，专心著述。喜好探讨掌故，对《内阁题名》《皇朝谥法考》皆有续纂，对古代谥号制度极有研究。摘引宋代掌故，辑为《宋艳》十二卷。著《医方丛话》八卷、《古泉丛考》四卷。关心家乡丰富掌故，录乡党遗闻轶事，为《敬乡笔述》八卷。还著有《蝶访居文钞》一卷、《蝶访居诗钞》五卷、《仙蝶图咏》二卷，未刊行于世。道光以后，徐氏家族喜好刻印书籍，徐士銮除了雕印自著书外，还出资重刊了齐氏《水道提纲》及《学治一得》《明刑管见》诸书。因其居室名曰"蝶访居""蝶园"，所以刻书牌记中标以"蝶园"，诗文集即以"蝶访居"名之。

作者自四十九岁辞官后三十余年，钩稽穷日，笔耕不倦，著书为乐。其晚年正值社会大变革时期，时局动荡，宣统二年（1910），发生国会请愿运动，清廷被迫宣布将原定九年的预备立宪期提前，辛亥革命的暴风雨即将来临。作为前清遗老的徐士銮，忧心殷殷，颓然寡欢，于1915年辞世，卒年八十三岁。

《天津徐沅青先生小传》曰："光绪七年引疾归里，年才四十九……宣统二年，国步改时，君年七十有九，岩阿养晦，忧心殷殷，文酒酬酢，颓然寡欢，年八十有三卒。"据此其生卒年月有两种可能：一为 1833—1915 年（以光绪七年时年四十九为是），或为 1832—1914 年（以宣统二年时年七十九为是），江庆柏《清代人物生卒年表》等考定同前者。

《医方丛话》完稿至少在光绪十二年（1886）秋之前，其自序落款时间为"光绪十二年孟秋之月"，温忠翰序时间为"光绪十二年岁次丙戌仲秋之月"。正式印行是书在光绪十五年（1889）七月，此为初刊本。徐士銮后人于 1929 年春将本书雕版售出，被徐世昌幕宾贾君玉所得，当时版已多残缺，经过搜集，又得到若干书版，略作刊补，全书内容又复完整。贾君玉将书版归馈徐世章，徐世章又搜集到徐士銮遗像、蔡可权题赞及其《小传》，补在书前，于 1930 年（庚午夏闰六月）印行，此为补刻本。

二、主要内容、学术价值和影响

应验之方，切合济用。本书以效验方为主，涉及内外妇儿等临床各科，许多经过验证。收载验方一般药味较少，或单味，或两三味，功效显著，简便廉验效的特点尤为突出，非常便于应用。作者"并于各卷首标列目录，设有应用，检查自易，较便于向某某集中索寻者"。

论医论药，独出机杼。本书内容兼及医理、药物，作者多有"考按引证""附己意以发其义蕴"，其虽非专于医术，然颇多正见卓识，多闻而质疑，善于独立思考，许多见解值得深入研究。如论"干霍乱"："窃谓干霍乱亦如湿霍乱，有寒有热，当审证施治，不得专主热剂。"

广征博引，集而传之。从历代笔记中辑录医方医论，是本书的一大特点，也提示后世中医应该重视研究历代笔记，以裨益中医学术。作者对历代笔记十分关注，从博杂的笔记中沙里淘金，颇有益于临证借鉴和民众取用。本书内容庞杂，千奇百怪，有笔记引人入胜的特点，饶有趣味，又切合实用，正如作者在自序中所说：本书作医方观可，作闲书观亦可。

本书的学术价值，一则在于钩稽传承文献，富有开创性地发掘历代笔记中关于中医的内容，不仅传方，还颇多医理、药理的探讨发挥，卷六保存了颇多符咒方面的内容，为研究古代祝由医学提供了素材；二则辑录民间经验，很多内容是作者亲历亲闻而来，记录了当时民间的宝贵经验，值得进一步研究；三则考按正本清源，作者论病论证论药，考证详实缜密，议论精辟入里，时有振聋发聩见地。

三、版本源流

一是"初刻本"，即光绪十五年蝶园刻本，中国中医科学院藏有两种版本，一种一函六册，"附钞"在卷八后；一种一函四册，"附钞"在卷六后，辽宁中医药大学亦藏有此种，分四册装订，"附钞"附在书末，可能更加符合徐士銮的本意。分卷目录和卷正文理应连在一起，徐士銮自序也提及："并于各卷首标列目录，设有应用，检查自易。"此外，关于"附钞"一卷附在何处，自序也有提及："兹就所集八卷，附以选录家藏验方，先付剞劂。"《医方丛话附钞》的小序说得更准确："兹选其简易而多验者录出，附诸卷末，并将目录附列于前，俾便检阅取用云。"造成装订混乱的原因，可能即在于其为家刻本，不像书坊那样专业，四册装、六册装都不影响翻检使用，而且"附钞"一卷单独标注页码，附在任意卷后也不影响整书格局以及编排装订。但也不排除后世重新装订导致，此问题待考。

二是"补刻本"，即1930年徐世章补刻本，中国中医科学院、中国医学科学院、山东中医药大学皆有藏，八卷，"附钞"

一卷，一函四册，"附钞"在卷六后。山东省图书馆藏有残卷，一函三册，凡缺一册两卷。山东省济南市图书馆藏有手抄本残卷。补刻本显系因循了一函四册装、"附钞"在卷六后的初刻本，只不过在书首尾增添了序、跋等内容。

　　本书本质上仅此两种版本。初刻本和补刻本的区别在于：补刻本在书首增加了《徐沅青先生遗像》、蔡可权题赞和李孺题写的画赞、《天津徐沅青先生小传》，在书末增加了徐世章所作跋，其他文字均无差别，上述四项凡一见即可确认为补刻本。补刻本沿用原书版的牌记，所以时被误作"光绪十五年"的初刻本。确如徐世章的跋中所说："仅刊补一二，而缺者复完。"初刻本雕版镌刻精致，结字方正，宽博从容。补刻正文疑似可辨者仅三两处，摹刻酷肖，极难辨认，唯界行稍窄。增补文字结字稍扁，较易区分。山东中医药大学藏《医方丛话》在《全国中医图书联合目录》《中国中医古籍总目》等工具书中著录为"光绪十五年蝶园刻本"，在整理中发现均误，实为补刻本。

总 书 目

I

本　草

药征

药鉴

药镜

本草汇

本草便

法古录

食品集

上医本草

山居本草

长沙药解

本经经释

本经疏证

本草分经

本草正义

本草汇笺

本草汇纂

本草发明

本草发挥

本草约言

本草求原

本草明览

本草详节

本草洞诠

本草真诠

本草通玄

本草集要

本草辑要

本草纂要

识病捷法

药征续编

药性提要

药性纂要

药品化义

药理近考

炮炙全书

食物本草

见心斋药录

分类草药性

本经序疏要

本经续疏证

本草经解要

分部本草妙用

本草二十四品

本草经疏辑要

本草乘雅半偈

生草药性备要

芷园臆草题药

明刻食鉴本草

类经证治本草

神农本草经赞

艺林汇考饮食篇

本草纲目易知录

汤液本草经雅正

神农本草经会通

神农本草经校注

分类主治药性主治

新刊药性要略大全

鼎刻京板太医院校正分类青囊药性赋

方　书

医便

卫生编

袖珍方

内外验方

仁术便览

古方汇精

圣济总录

众妙仙方

李氏医鉴

医方丛话

医方约说

医方便览

乾坤生意

悬袖便方

救急易方

程氏释方

集古良方

摄生总论

辨症良方

卫生家宝方

寿世简便集

医方大成论

医方考绳愆

鸡峰普济方

饲鹤亭集方

临证经验方

思济堂方书

济世碎金方

揣摩有得集

疢斋急应奇方

乾坤生意秘韫

简易普济良方

名方类证医书大全

南北经验医方大成

新刊京本活人心法

临证综合

医级

医悟

丹台玉案

玉机辨症

古今医诗

本草权度

弄丸心法

医林绳墨

医学碎金

医学粹精

医宗备要

医宗宝镜

医宗撮精

医经小学

医垒元戎

医家四要

证治要义

松厓医径

济众新编

扁鹊心书